# 眼保健与24节气护眼

彭清华 —— 主编

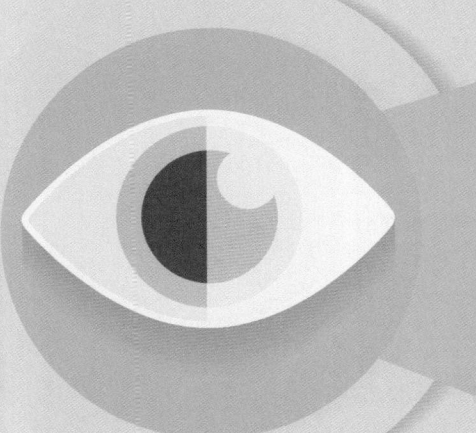

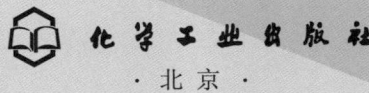

化学工业出版社
·北京·

## 内容简介

眼睛是人类感官中的重要器官，现代人常面临视疲劳、近视及干眼症等眼睛问题的困扰。本书围绕眼睛的日常保健展开，介绍了眼的结构、中医对眼的认识与常见眼病、不同人群的眼保健、生活饮食营养与眼保健及24节气护眼。书中介绍的中医24节气护眼，旨在融合中国传统养生智慧与现代眼科学的知识，传承古人"顺四时而适寒暑"的养生精髓。阅读本书，可以帮助读者应用西医和中医手段进行眼病防治和自我保健，从而达到保护我们"心灵窗户"的目标。

本书可为关注眼睛健康的大众读者提供参考。

**图书在版编目（CIP）数据**

眼保健与24节气护眼 / 彭清华主编．-- 北京：化学工业出版社，2025.5．-- ISBN 978-7-122-47978-5

Ⅰ．R276.7

中国国家版本馆CIP数据核字第20257EL142号

---

责任编辑：陈燕杰　　　　　文字编辑：林玥彤　张晓锦
责任校对：王　静　　　　　装帧设计：王晓宇

---

出版发行：化学工业出版社
　　　　（北京市东城区青年湖南街13号　邮政编码100011）
印　　装：中煤（北京）印务有限公司
710mm×1000mm　1/16　印张12　字数135千字
2025年8月北京第1版第1次印刷

购书咨询：010-64518888　　　售后服务：010-64518899
网　　址：http://www.cip.com.cn
凡购买本书，如有缺损质量问题，本社销售中心负责调换。

定　　价：68.00元　　　　　　　　　　版权所有　违者必究

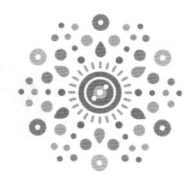

# 编委会

**主　编**　彭清华

**副主编**　周亚莎　彭　俊　孙嘉桧　曹丽琴

**编　委**

| | | | |
|---|---|---|---|
| 艾　民 | 曹丽媛 | 陈姝好 | 陈　姝 |
| 崔宏达 | 伏书玥 | 高　远 | 侯宛君 |
| 胡彦姣 | 蒋鹏飞 | 龙　茜 | 黎冬冬 |
| 李丹阳 | 李江伟 | 李　丽 | 廖林丽 |
| 刘婷婷 | 李文娟 | 留雅婷 | 逯　晶 |
| 雷竣显 | 刘桂成 | 刘夏彤 | 彭　新 |
| 潘思璇 | 孙瑜妍 | 谭　诗 | 伍紫炫 |
| 王　英 | 王雅丽 | 吴莹洁 | 徐思琦 |
| 颜春薇 | 杨淑然 | 杨晓栋 | 张傑屹 |
| 周　派 | 张小龙 | 钟　缘 | 赵　盼 |
| 周晓容 | 张哲源 | 黄　雨 | 吕　怡 |

## 主编简介

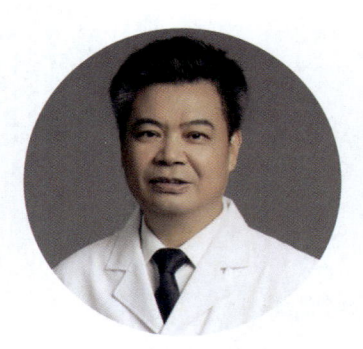

彭清华，二级教授、主任医师、博士生导师、博士后合作导师。湖南中医药大学原副校长，全国眼底病中医医疗中心主任。全国高校黄大年式教师团队负责人。新世纪百千万人才工程国家级人选，卫生部有突出贡献中青年专家，国家中医药领军人才"岐黄学者"，全国老中医药专家学术经验继承工作指导老师，全国优秀科技工作者，湖南省"121人才工程"第一层次人选，湖南省"225工程"医学学科领军人才，湖南省名中医，享受国务院政府特殊津贴。兼任国务院学位委员会中医学学科评议组成员，教育部高等学校中医学类专业教学指导委员会委员，全国中医中药针灸专业学位研究生教育指导委员会委员，湖南省人民政府学位委员会委员，湖南省科协常委。中医药防治眼耳鼻咽喉疾病湖南省重点实验室主任，湖南省工程技术研究中心主任，国家重点学科（中医诊断学）、国家临床重点专科（眼科）、国家区域中医诊疗中心（眼科）、国家中医优势专科的学术带头人，国家中医药管理局高水平中医药重点学科和重点专科、湖南省重点学科、湖南省中医学优势特色学科群、中医学国内一流建设学科和世界一流培育学科的学科带头人。

# 前言

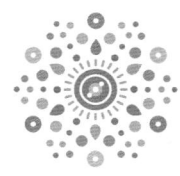

## 以古鉴今：在天地节律中守护"玄府之门"

"天之精华本于日月，人之精华凝于双目。"翻开《灵枢·大惑论》，黄帝与岐伯论及眼目时，提到"五脏六腑之精气，皆上注于目"。眼睛既承载着《周易》"仰观天文，俯察地理"的宇宙视野，也凝聚着《银海精微》"目乃肝之外候"的中医精髓。在数字时代，当我们的双眼被屏幕荧光日夜"侵蚀"，当近视、干眼症、飞蚊症成为"时代之疾"，重拾传统文化中"天人合一"的护眼智慧，不仅是对先贤养生之道的传承，更是为现代人量身定制的健康密钥。

## 五轮学说：传统文化中的生命之镜

中医将眼睛视为"微缩的宇宙"，其结构之精妙，早在隋代《诸病源候论》便有详述。古人以"五轮学说"解构双目：眼睑属脾为肉轮，白睛属肺为气轮，黑睛属肝为风轮，瞳神属肾为水轮，血络属心为血轮。这种将眼部组织与五脏对应的理论，恰如《淮南子》所言："孔窍肢体，皆通于天。"

例如角膜（黑睛）在古籍中称"青睛"，其透明如琉璃的特性，暗合肝木主疏泄、喜条达的生理特性；视网膜被喻为"水火既济之地",与肾藏精、主水的功能相呼应。本书将结合《目经大成》等典籍,带您透过"五轮"这面生命之镜,读懂眼睛结构与五脏盛衰的重要关联,让护眼从"局部护理"升华为"整体调养"。

**节气护眼:与天地同频的养生密钥**

二十四节气最早可追溯至《尚书·尧典》中"日中星鸟,以殷仲春"的天象观测,至《淮南子·天文训》形成完整体系。它不仅指导农事,更承载着"以时系事"的哲学内核。古人以节气为纲,将饮食、起居、情志与天地之气相调,正如宋代《养老奉亲书》所言:"春温以生之,夏热以长之,秋凉以收之,冬寒以藏之。"这种"因时制宜"的思维,正是中医"治未病"的核心。

此外,"清明茶明目""秋分食枸杞"等民俗,暗含节气与药食同源的关联;"春分踏青远眺以疏肝,冬至闭目养神以藏精",更是将护眼与节气起居紧密结合。这些无不印证着"节气护眼"并非今人臆测,而是中华文明千年流传的生命智慧。

总之,中医护眼绝非孤立治目,而是"调肝以明目""补肾以充睛""健脾以化浊"的系统工程。唯有将节气养生、情志调摄、饮食药膳与局部护理相结合,方能真正实现"目明而神全"。

本书以 24 节气为经,以五轮学说为纬,织就一张融合中国传统养生智慧与现代眼科学的知识网络,传承古人"顺四时而适寒暑"的养生精髓。愿读者在意识到需要保护视力时可以想起"决明子、茺蔚子明目益精",发现自己眼睛干涩时也不再只会首选"人工泪液",也可以选择《食疗本草》中的密蒙花猪肝汤。

本书的出版，得到了湖南创新型省份建设科普专项（2020ZK4026、2023ZK4030）和 2025 年湖南省重点研发计划项目"儿童青少年近视中医药三级防控关键技术研究"的资助。

本书在编写中，力求科学性、实用性和可读性，但由于作者学术水平有限，书中有不足之处在所难免，恳请国内外同行专家和读者批评指正，以便再版时进一步补充、修改和完善。

**湖南中医药大学　彭清华**
**于长沙**

# 目录

**001　第一章　眼的结构**

第一节　眼的解剖结构 / 001
第二节　眼球外层的几种膜 / 013

**018　第二章　中医对眼的认识与常见眼病**

第一节　中医对眼的认识 / 018
第二节　眼与五脏的关系——眼与肝 / 020
第三节　眼与五脏的关系——眼与心 / 023
第四节　眼与五脏的关系——眼与脾 / 027
第五节　眼与五脏的关系——眼与肺 / 030
第六节　眼与五脏的关系——眼与肾 / 033
第七节　中医眼科的"活血利水" / 036
第八节　中医说近视 / 038
第九节　中医说白内障 / 040
第十节　中医说青光眼 / 045
第十一节　中医说糖尿病视网膜病变 / 051
第十二节　中医说干眼症 / 054
第十三节　中医说黄斑变性 / 057
第十四节　中医说视网膜静脉阻塞 / 060

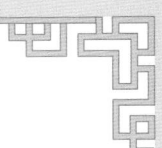

| 064 | 第三章 | 第一节 | 孕妇的眼保健 / 064 |
| --- | --- | --- | --- |
|  | 不同人群的眼保健 | 第二节 | 婴幼儿的眼保健 / 068 |
|  |  | 第三节 | 学龄前儿童的眼保健 / 073 |
|  |  | 第四节 | 学龄儿童与青少年的眼保健 / 078 |
|  |  | 第五节 | 高度近视人群的眼保健 / 080 |
|  |  | 第六节 | 中老年人的眼保健 / 084 |

| 090 | 第四章 | 第一节 | 如何正确用眼 / 090 |
| --- | --- | --- | --- |
|  | 生活饮食营养与眼保健 | 第二节 | 对眼睛有害的不良习惯 / 092 |
|  |  | 第三节 | 眼睛需要的营养元素 / 098 |
|  |  | 第四节 | 养护眼睛的中草药 / 102 |

| 105 | 第五章 | 第一节 | 立春 / 105 |
| --- | --- | --- | --- |
|  | 24 节气护眼 | 第二节 | 雨水 / 108 |
|  |  | 第三节 | 惊蛰 / 112 |
|  |  | 第四节 | 春分 / 115 |
|  |  | 第五节 | 清明 / 118 |
|  |  | 第六节 | 谷雨 / 120 |
|  |  | 第七节 | 立夏 / 123 |

第八节　小满 / 125

第九节　芒种 / 127

第十节　夏至 / 129

第十一节　小暑 / 135

第十二节　大暑 / 138

第十三节　立秋 / 143

第十四节　处暑 / 145

第十五节　白露 / 148

第十六节　秋分 / 152

第十七节　寒露 / 156

第十八节　霜降 / 159

第十九节　立冬 / 163

第二十节　小雪 / 166

第二十一节　大雪 / 168

第二十二节　冬至 / 172

第二十三节　小寒 / 174

第二十四节　大寒 / 177

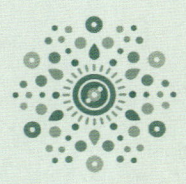

# 第一章
# 眼的结构

## 第一节　眼的解剖结构

眼（图1-1）是视觉器官，由两个眼球及其周围协助眼球运动和保护它的附属器、视路和视中枢组成。视网膜感光后产生的神经冲动经视路传导到视中枢，在大脑皮质整合完成视觉行为。

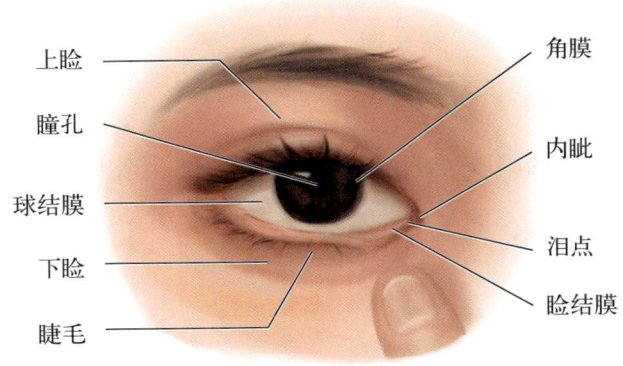

图1-1

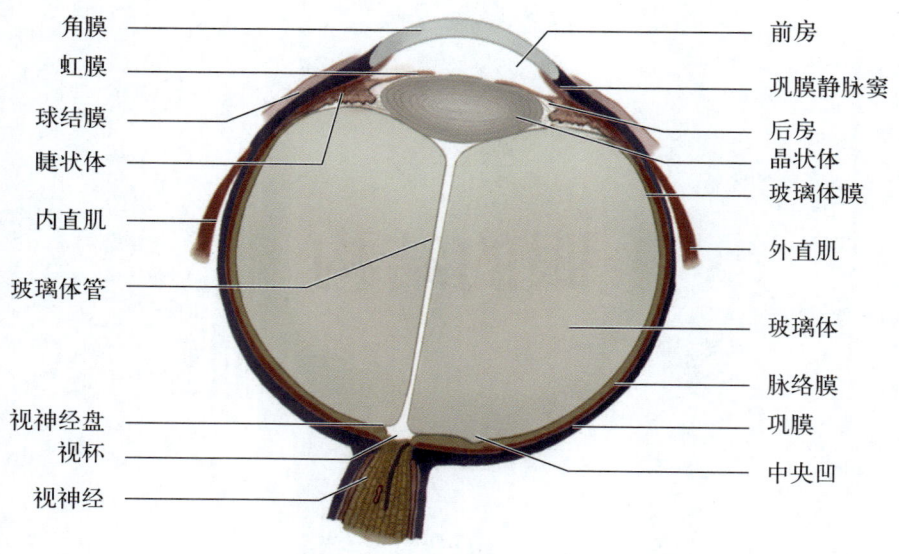

图1-1 眼的结构

眼球是一个球形器官，分成眼球壁和眼球内容物两部分。

眼球壁：分外层、中层、内层。

眼球内容物：包括晶状体、房水和玻璃体。

眼附属器包括眼眶、眼睑、结膜、泪器和眼外肌。

## 一、眼球壁结构

眼球由眼球壁和眼球内容物组成，眼球壁由外向内分别为纤维膜、葡萄膜、视网膜三层（图1-2）。

### （一）纤维膜

角膜和巩膜组成眼球外膜，因其主要由纤维结缔组织构成，所以它们也总称为纤维膜。如果把眼睛比作一架照相机，角膜和晶状体就组成

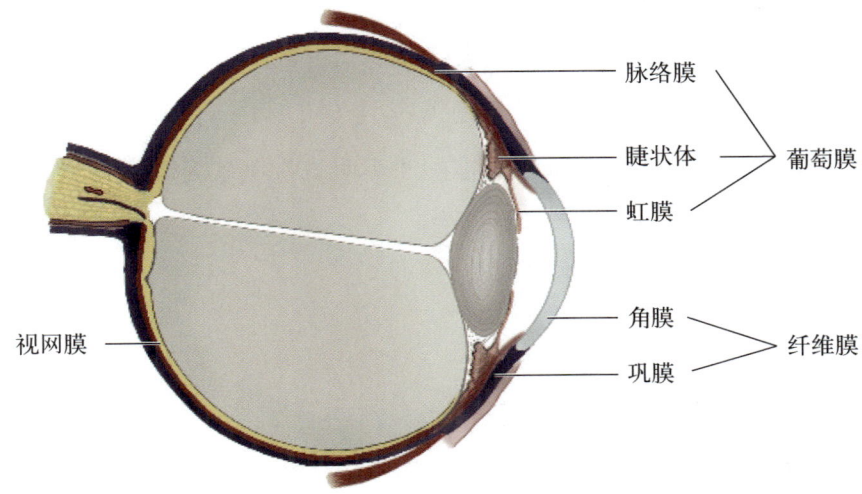

图 1-2　眼球壁的结构

了镜头，角膜负责将外界远、近物体发出或反射出来的光线进行屈折，最后集合在视网膜上形成图像，晶状体就是镜头的变焦部分。而巩膜就犹如照相机的"支架"，起到保护眼内组织、维护眼球形态的作用（图1-3）。

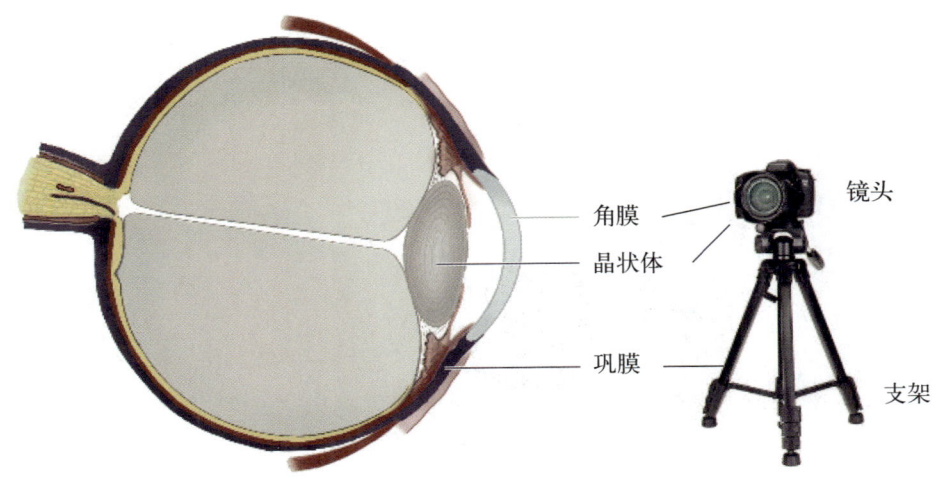

图 1-3　眼球外膜结构示意图

第一章　眼的结构

角膜约占前 1/6，完全透明，其内部是没有血管的（营养也是主要来自角巩膜缘的血管网及房水）。角膜是光线进入眼球的第一道关口，类似于单侧凸透镜，对穿过的光线起偏折作用（图 1-4）。因其透明，能够隔着它看到黑褐色的虹膜，所以俗称的"黑眼珠"其实是角膜覆盖的眼球区域。

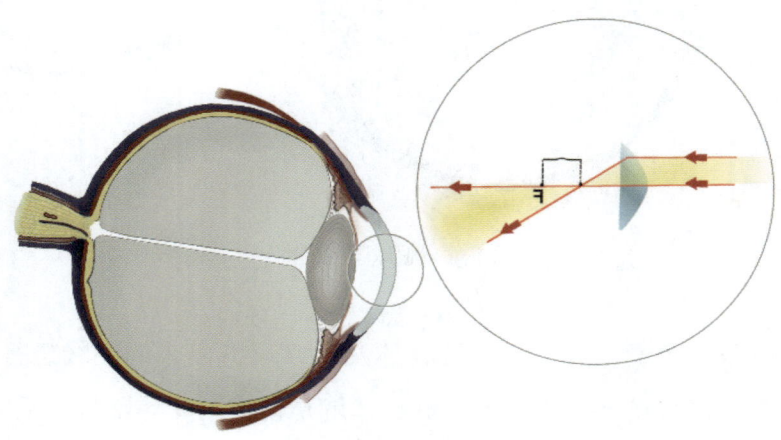

图 1-4　角膜的屈光作用

同时，角膜还是检测人体知觉功能的重要部位。因其具有十分敏感的神经末梢，当外物接触角膜时，眼睑便会不由自主地闭合以保护眼睛。如果角膜受损严重，则愈合后会留下瘢痕，严重的会呈瓷白色，影响视力（图 1-5）。

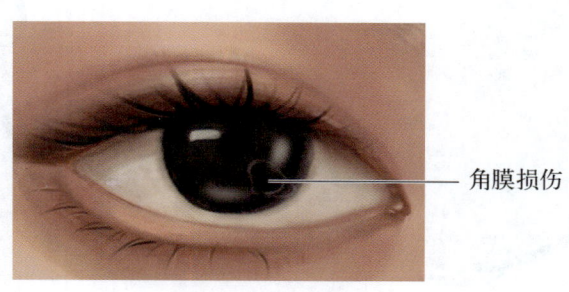

图 1-5　角膜损伤示意图

纤维膜的后 5/6 为白色的巩膜，故称白眼珠或眼白，其前角与角膜相连，后与视神经鞘膜相延续。巩膜不透明，质地坚韧，是眼球的保护层。巩膜具有一定的弹性，对眼球的内部结构起保护作用。

## （二）葡萄膜

葡萄膜的主要作用是营养眼球，其包含虹膜、睫状体和脉络膜三部分。睫状体分泌的房水营养晶状体及眼前段部分。虹膜的肌肉可以控制瞳孔的大小，调节进入眼内的光线，睫状体一般是通过睫状肌收缩来调节晶状体，睫状肌是一种放松眼球的肌肉组织，由于晶状体"悬浮于空中"，睫状肌收缩后晶状体会逐渐变凸，以此调节眼球的屈光力。

### 1. 虹膜

虹膜为一圆盘状膜，从外观上看，它是瞳孔和眼白之间的圆环状薄膜。根据虹膜内含色素的不同，虹膜呈现不同的颜色。白种人虹膜色素较少，呈灰蓝色；黄种人色素较多，呈棕黄色；黑种人色素最多，呈黑色。虹膜中央有一圆孔称瞳孔（图 1-6）。

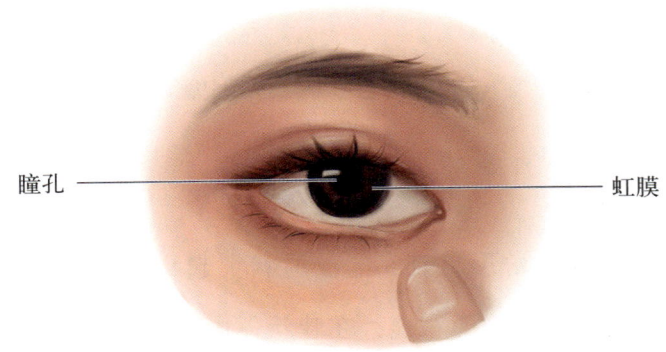

图 1-6　虹膜与瞳孔位置示意图

瞳孔随着光线的强弱可以开大和缩小：当光线过强时，虹膜内瞳孔括约肌收缩，则瞳孔缩小；当光线变弱时，瞳孔开大肌收缩，瞳孔变大（图1-7）。我们在照相的时候都知道，可以通过调节光圈的大小使得足够的光线进入相机，在使底片曝光的同时，又不会让过强的光线损坏底片。瞳孔就像照相机里的光圈一样，可以随光线的强弱而缩小或变大，通过瞳孔的调节，始终保持适量的光线进入眼睛，使落在视网膜上的物体成像既清晰，而又不会有过量的光线灼伤视网膜。

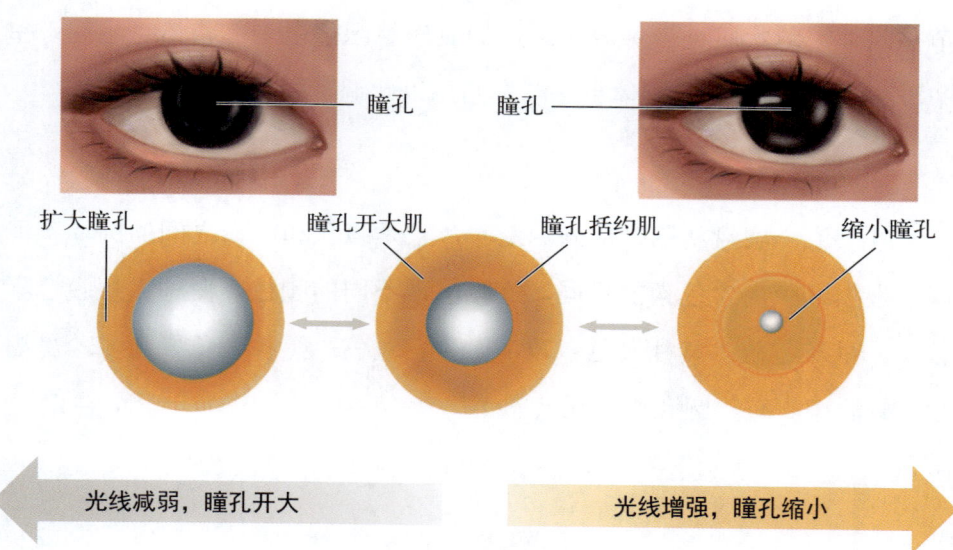

图1-7　光线强弱对瞳孔大小的影响

### 2. 睫状体

睫状体切面为三角形，前部的放射状突起称为睫状突，睫状突发出晶状体悬韧带与晶状体囊相连；在睫状体内有平滑肌，称睫状肌（图1-8），受副交感神经支配，其收缩与舒张可调节晶状体的曲度。当睫状肌收缩时，悬韧带松弛，晶状体变得更加凸起，屈光力相应增加，焦距变短，整个眼球的屈光力增加；当睫状肌松弛时，悬韧带收紧，晶状体会变得稍微扁平，屈光力也会相应减弱，整个眼球的屈光力也会减弱。像平时说的假性近视，实际上就是由于睫状肌长时间收缩，没有放松，使得往远处看的时候出现视物模糊，经过休息之后或者远眺之后，睫状肌一放松，视力就提高了。

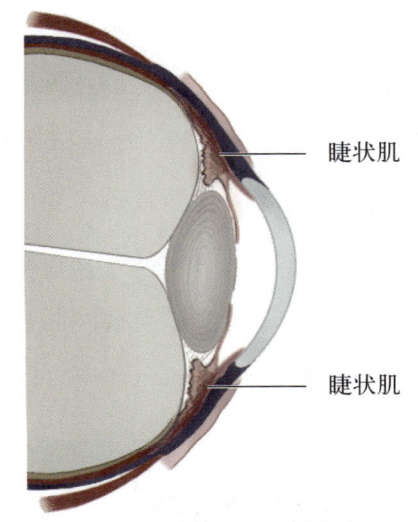

图1-8 睫状肌的位置示意图

### 3. 脉络膜

脉络膜位于视网膜和巩膜之间，是一层柔软光滑、具有弹性和富有血管的棕色薄膜。它前部较薄，后部较厚，覆盖在整个眼球的后部。脉络膜是葡萄膜的主要组成部分，其富含的色素可以起到遮挡光线的作用，为眼球内成像制造暗箱，以保证成像更加清楚。不仅如此，脉络膜还能营养视网膜外层，同时能够对人的视觉系统起到保护作用，调节整个视觉神经。

## （三）视网膜

视网膜是眼球的重要结构，位于眼球壁的最内层，紧贴在其下方的脉络膜上，由丰富的感光细胞以及神经纤维构成，负责感受外界的光线刺激，然后通过视神经传输到大脑的视觉中枢而形成视觉。如果把眼睛比作照相机的话，视网膜就是照相机的底片。视网膜上有两个重要结构——视盘与黄斑（图1-9）。视盘是视神经在球内可见的部分，为视网膜神经纤维的汇集处，位于眼球后极部鼻侧约 3mm 处，呈圆盘状，由于此处无色素层和视细胞层，无感光作用，故视野检查时为生理盲点。黄斑位于眼底视盘颞侧，处于人眼的光学中心区，由于黄斑区富含叶黄素，故该区域较周围视网膜颜色更暗，其中央的凹陷称为中央凹，是视力最敏锐的地方。视网膜具有支持和营养光感受器细胞、遮光、散热以及再生和修复等作用。如果视网膜出现问题会导致黄斑病变、视网膜脱落等一系列眼部问题。

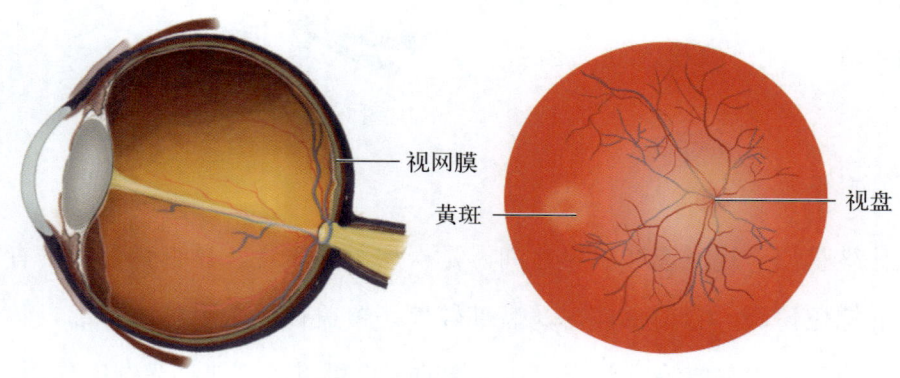

图 1-9　视网膜与黄斑的位置示意图

## 二、眼球内容物结构

### （一）房水

　　房水位于眼的前部，为充满角膜与晶状体之间的液体，主要功能是维持眼内压，营养角膜、晶状体和玻璃体，保护眼睛结构的完整性和光学透明性。房水由睫状体上皮细胞产生，扩散进入后房后，越过瞳孔的边缘，到达前房，再由前房角的小梁网和小梁网间隙进入巩膜静脉窦，然后通过集液管和房水静脉汇入巩膜表面的睫状前静脉，最后回到血液循环。若房水回流受阻，引起眼内压增高，可引起继发性青光眼，致使视力减退甚至失明。

## （二）晶状体

晶状体（图1-1）由晶状体囊和纤维组成，形似双凸镜的透明体，借晶状体悬韧带与睫状体相连。晶状体是眼球中重要的屈光介质之一，呈双凸透镜状，富有弹性。晶状体的直径约9mm，厚4～5mm，前后两面交界处称为赤道部，两面的顶点分别称为晶状体前极、后极。晶状体像是照相机镜头中的变焦部分，对光线有屈光作用，同时也能滤去一部分紫外线，保护视网膜，但它最重要的作用是通过睫状肌的收缩或松弛改变屈光度，保证看远或看近时眼球聚光的焦点都能准确地落在视网膜上。晶状体无血管和神经，一般不会引起炎症，但可由其他诸多因素导致其混浊、变性，临床称之为白内障。

## （三）玻璃体

玻璃体（图1-1）为充满眼球后4/5空腔内的透明无色胶体，其含水量约为99%，余下1%为玻璃样酸和蛋白质，它们对玻璃体的变化起着重大作用，可以使玻璃体相对膨胀或收缩，保持玻璃体的弹性和正常形态。玻璃体内无血管和神经。玻璃体混浊又称飞蚊症，一般是由玻璃体变性引起的，是一种自然老化现象，即随着年纪老化，玻璃体会"液化"，产生一些混浊物，故出现眼前黑影飘动。而多种眼疾也可以引起玻璃体混浊，最常见的是老年性变性、近视性变化、玻璃体后脱离和生理性飞蚊症，此外视网膜脱离、葡萄膜炎、原发性淀粉样变性、闪光性玻璃体液化等也可出现。

## 三、眼附属器结构

眼附属器结构由眼眶、眼睑、结膜、泪器和眼外肌组成，下面重点介绍眼外肌和泪器。

### （一）眼外肌

眼外肌是负责眼球运动的肌肉。每只眼睛眼外肌有6条，即4条直肌和2条斜肌，直肌有上直肌、下直肌、内直肌和外直肌，斜肌有上斜肌和下斜肌（图1-10）。它们的主要作用是让眼球灵活地向各方向转动，肌肉之间的活动是相互合作、相互协调的，如此才能使眼球运动自如，保证双眼视物正常。在同向运动中，双眼12条肌肉在大脑的统一支配下协调地同时向一个方向运动，转向时一侧肌肉同时收紧，另一侧肌肉就

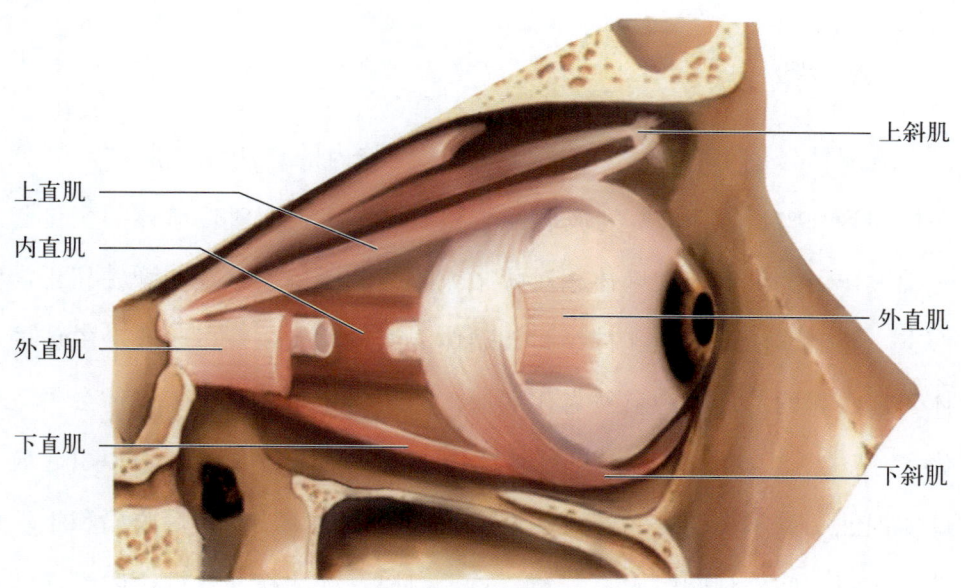

图1-10　眼外肌的结构示意图

要同时放松，才能顺利行进。临床上任何原因导致的功能性眼外肌肌力不平衡，或由于中枢、外周神经和眼外肌肌肉异常导致眼外肌器质性病变，引起一条或多条眼外肌麻痹不能协调运动、不能够保持正常眼位，均可造成双眼单视功能异常。

## （二）泪器

泪器包括分泌泪液的泪腺及排泄泪液的泪道两部分（图 1-11）。泪腺位于眼眶外上方的泪腺窝内，它能够分泌泪液，湿润眼球。正常情况下，瞬目即眨眼动作不断地把泪液均匀涂布在眼球表面，使角结膜表面始终覆盖着一层 7～10nm 厚的泪液膜。泪液膜由三层成分不同的薄膜所构成。表层是睑板腺分泌的脂质层，中层是泪腺及副泪腺分泌的浆液层，内层

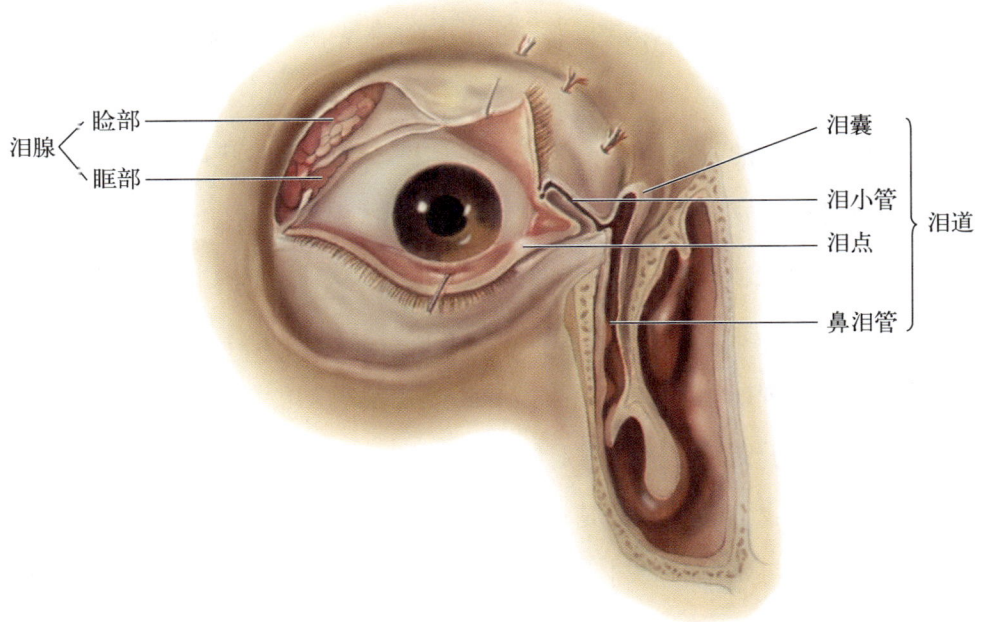

图 1-11　泪器的结构示意图

是杯状细胞等分泌的黏液层。所以角结膜表面总是被一层泪液膜覆盖着，而不是直接和空气接触的。睑板腺功能障碍的人表现出眼睛不舒服、干涩、痒等症状。这种类型的干眼主要是由于泪膜脂质层的异常导致泪膜不稳定，进而引起泪膜挥发过快所引发。正常稳定的泪膜是维持眼表上皮正常结构及功能的基础，泪液质和量的改变、瞬目动作减少、某些药物的作用都可能破坏泪液膜的完整性或缩短泪液膜的存留时间，严重时可引起眼干燥症。

泪道是排泄泪液的通道。由泪点、泪小管、泪囊、鼻泪管组成，正常情况下，依靠瞬目和泪小管的虹吸作用，泪液自泪点排泄至鼻腔。若某一部位发生阻塞，即可产生溢泪。鼻泪管阻塞常见于新生儿和小婴儿。多因新生儿鼻泪管下端的鼻开口被先天性的膜组织封闭，出生后4周左右这个膜组织还没有破裂，或因新生儿泪道发育不全形成皱纹、瓣膜或黏膜憩室，使泪道内的泪液和分泌物滞留在泪囊内，引起泪囊炎所致。

如果把人眼的构造比作一部光学照相机，角膜和晶状体组成了镜头，角膜在物像的形成过程中，能对光线起折射作用，晶状体相当于镜头的变焦部分，睫状体通过睫状肌收缩能够调节晶状体的曲度，即镜头的焦距，瞳孔是光线的通道，虹膜相当于光圈，脉络膜里有血管和黑色素，相当于暗箱，视网膜、视神经与大脑视觉中枢的功能就像胶卷，巩膜质地坚韧，相当于支架。

因此，当我们的眼睛清楚地看到这个世界，就如相机拍摄清晰的照片一样，需要每个结构都各司其职，互相配合，如此才能达到最佳的视觉效果。

# 第二节　眼球外层的几种膜

眼球外层的几种膜包括角膜、结膜、虹膜、巩膜。

## 一、角膜

角膜位于眼球前部中央，呈略向前凸的透明偏横椭圆形组织结构，是重要的屈光系统组成部分（图1-12）。

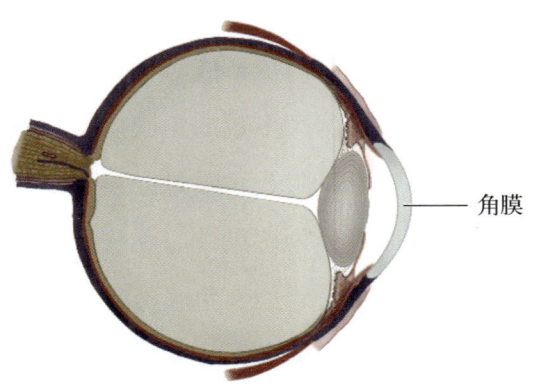

图1-12　角膜的位置示意图

角膜是透明的，主要由无血管的结缔组织所构成，血管止于角膜缘，形成血管网，营养成分由此扩散入角膜。

前面我们提到，如果把眼睛比为相机，角膜就是相机"镜头"的一部分，角膜如果变得混浊，就好比照相机的镜头磨损，会影响到相机拍摄影像的质量，若能够替换一个透明的好镜头，便可以照出清晰的照片，这就是我们通常所说的角膜移植。也正因为角膜没有血管，所以角膜移植时排斥反应较机体的其他器官移植时小很多，成功率也就高很多。

由于"镜头"十分重要，又极易磨损，所以它其实是需要保护装置的。眼睑和眼泪都是保护"镜头"的"装置"。正常情况下，人每分钟眨眼的次数为15～20次，在每次眨眼时，就有眼泪在眼角膜的表面蒙上一层薄薄的泪膜，来保护"镜头"。

虽然角膜没有血管，但它拥有丰富的感觉神经末梢，当用棉棒轻触角膜时，就会引起眼睑闭合的保护性反应，这被称为角膜反射。任何微小刺激、损伤或发炎都能引起眼睛疼痛、流泪。比如当眼睛进了沙子时，眼睛会有明显的异物感、疼痛感，然后出现频繁眨眼、流泪的情况，这就是由于角膜受刺激引起的，同时也是一种角膜的反馈机制。

角膜病是我国最常见的致盲眼病，在眼科检查中，常可以观察到患者角膜光泽消失、透明度减低、溃疡形成等异常表现。严重者可能导致角膜穿孔、眼内感染甚至失明。大多数的角膜病都是从角膜炎发展起来的，尽早及时地治疗角膜炎可以阻止角膜进一步受到损害，降低致盲风险。角膜炎可以根据致病原因分为感染性、免疫性、营养不良性、神经麻痹性和暴露性等类型。其中，感染性角膜炎是最常见的一种，病原微生物包括细菌、病毒、真菌等。免疫性角膜炎则是由自身免疫系统异常引起的，营养不良性角膜炎则是因为维生素A缺乏等营养因素导致的，神经麻痹性角膜炎是由于神经受损引起的，而暴露性角膜炎则是由于眼球手术或其他原因导致角膜暴露在外界环境中引起的。近年来，佩戴隐形眼镜、美瞳等角膜接触镜的人数也在不断增加，而佩戴角膜接触镜是导致角膜炎症的一个高危因素。长时间佩戴角膜接触镜（隐形眼镜）容易使得角膜干燥，角膜干燥也易导致暴露性角膜炎。

治疗角膜炎的方法取决于病因和严重程度。通常针对病因使用抗生素、抗病毒药物、免疫抑制剂等药物治疗，对于角膜溃疡等严重角膜疾病可以行角膜移植手术治疗。中医认为，除了常规的中药内服外，还可以使用苦参、白鲜皮、车前草、金银花、龙胆、秦皮等水煎熏眼，或湿敷睑部。另外，建议摄入富含维生素A、维生素C、维生素E和锌等营养物质的食物，如胡萝卜、柑橘类水果、绿叶蔬菜和坚果等。在治疗过程中，患者要遵循医生的建议，按时用药、注意眼部卫生、避免过度用眼等，以促进角膜的恢复和预防复发。

## 二、结膜

结膜是由眼睑缘间部末端开始，覆盖于眼睑后和眼球前的一层半透明黏膜组织，由球结膜、睑结膜和穹窿结膜三部分构成，睑结膜与睑板结合紧密，角结膜缘外的球结膜和穹窿结膜则与眼球结合疏松（图1-13）。通俗来说，角膜是指眼睛当中黑色透明的一层膜，透过它可以看见瞳孔；球结膜就是角膜周围的"白眼球"的表面的一层透明膜，其实所谓白眼球的白色是球结膜下巩膜透出的颜色；睑结膜内衬在眼睑的内面，睑结膜和球结膜是相互连续的；穹窿结膜是眼睑部到眼球部的反折部分，可使眼球及眼睑活

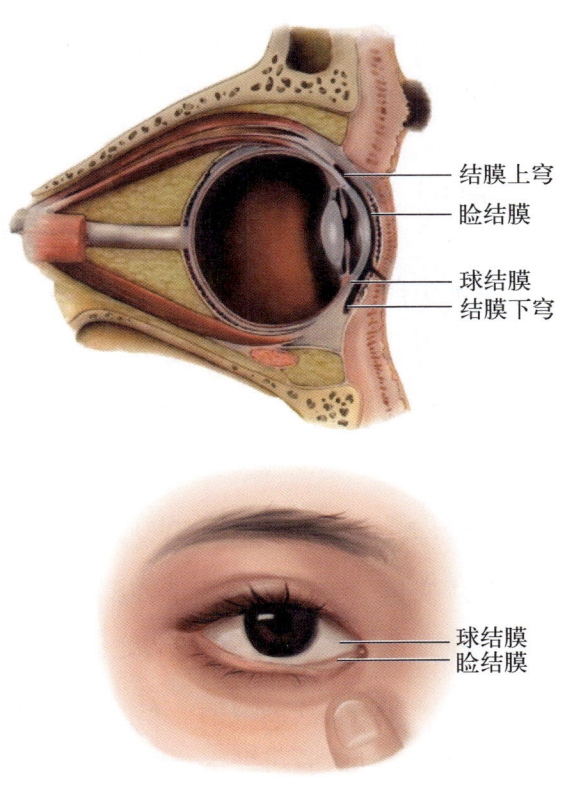

图1-13　结膜的位置示意图

动自如。结膜囊是由睑结膜、球结膜和穹窿结膜所形成的潜在性囊状腔隙，通俗地说就是眼皮与眼球之间的间隙，也就是拉开眼皮后，眼皮与白眼球之间的凹陷处。而我们滴眼药水的正确方式就是滴在结膜囊中间或稍稍偏外眼角的位置，尽量避开内眼角。

结膜大部分表面暴露于外界，易受外界环境的刺激和微生物感染而致病，最常见的即为结膜炎。结膜炎是眼科最常见的疾病之一，其症状一般有眼睛异物感、烧灼感、痒、畏光、流泪等，还可观察到结膜充血、水肿、有渗出物等。结膜炎的治疗以针对病因治疗为主即可，一般采取局部（患眼）给药为主，必要时可全身用药。急性期忌包扎患眼。大多数类型的结膜炎愈合后其实不会遗留并发症，只有少数可因并发角膜炎症进而损害视力。严重或慢性的结膜炎症也可发生永久性改变，如结膜瘢痕导致的睑球粘连、眼睑变形或继发干眼症。

## 三、虹膜

虹膜由前面的基质层和后面的色素上皮层构成。瞳孔括约肌（平滑肌）呈环形分布于瞳孔缘的虹膜基质内，受副交感神经支配，起到缩瞳的作用，可以控制进入瞳孔光线的多少。基质内色素上皮细胞内的色素含量多少决定虹膜的颜色，棕色虹膜色素致密，蓝色虹膜色素较少，不同人种瞳孔颜色的不同也是由此而来。

虹膜周边与睫状体连接处为虹膜根部，该部位很薄（图1-14），当眼球受外力引起钝挫伤时，易从睫状体上离断，相当于虹膜失去了固定。由于虹膜位于晶状体的前面，若晶状体脱位或手术摘除后，虹膜失去依托，在眼球转动时就可发生虹膜震颤，类似于晾衣架上没有被固定的衣物，很容易晃动。目前尚没有非常好的治疗虹膜震颤的方法，临床上常通过中医针灸及中药治疗以改善症状。

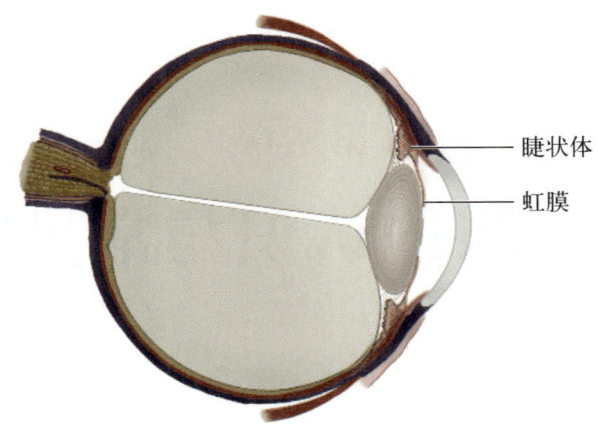

图 1-14 虹膜的位置示意图

## 四、巩膜

巩膜是眼球壁的最外一层,其结构坚韧,不透明,质地坚硬呈瓷白色,有保护作用。

巩膜弹性与钙含量相关,巩膜中钙含量下降,将会导致巩膜弹性下降,巩膜失去弹性变硬,眼睛就容易变形,变形出现的普遍问题是青少年近视。因此对青少年的近视问题要综合治理,不仅要有正确的用眼习惯,还要注意营养,补充足量的钙。老年人的老花眼也一样,也是巩膜变硬、眼球变形引起的,如果提早补钙,可以有效预防老花眼。

巩膜炎是常见的巩膜相关性疾病,它常表现为眼痛、畏光、流泪、眼红(结膜充血)。治疗上,眼部滴用糖皮质激素可减轻前巩膜的炎性反应。常用药物包括泼尼松、甲泼尼龙等。若眼部滴药无效,可根据病情选用非甾体抗炎药口服,如吲哚美辛等。若糖皮质激素无效时,可考虑采用免疫抑制剂治疗。

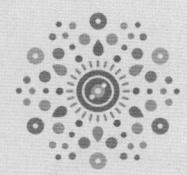

# 第二章
# 中医对眼的认识与常见眼病

## 第一节 中医对眼的认识

中医将眼分为白睛、黑睛、瞳神、胞睑、两眦五个部分，内应于肺、肝、肾、脾、心五脏，命名为气轮、风轮、水轮、肉轮、血轮，总称"五轮"。

五轮学说最早根源于《黄帝内经》，《灵枢·大惑论》记载："精之窠为眼，骨之精为瞳子，筋之精为黑眼，血之精为络，其窠气之精为白眼，肌肉之精为约束。"后世唐朝《刘皓眼论准的歌》第一次提出"五轮"之名，宋元时期五轮学说得到进一步完善，《普济方》曰："眼有五轮，风轮、血轮、气轮、水轮、肉轮，五轮应于五脏，随气之主也……肝生风，眼有风轮也……"书中尤为强调"五轮应于五脏"，将五轮与五脏紧密联系起来。后世医家进一步将其概括为：瞳神属肾，为水轮；黑睛属肝，为风轮；两眦血络属心，为血轮；白睛属肺，为气轮；胞睑属脾，为肉轮。

《黄帝内经》记载："五脏六腑之精气，皆上注于目而为之精。"眼为五脏六腑之精，能洞观万物，别黑白、审长短。中医关于眼睛结构的描述如下。

## 一、眼珠

眼珠，又名目珠、目睛，解剖结构包括黑睛、白睛、黄仁、神水、瞳神等。

1.黑睛　又名黑眼、乌睛、黑珠，西医学指角膜。五轮中称风轮，通过黑睛能透视其后组织，也是目珠视物的重要组成部分。

2.白睛　又名白眼、白仁，西医学包括结膜、球筋膜和巩膜等组织。五轮中称气轮，与黑睛紧密连接，质地坚韧，与黑睛共同组成目珠的外壳。

3.黄仁　又名眼帘、虹彩，西医学称之为虹膜。位于黑睛之后，状似圆盆，中间的圆孔为瞳神。

4.神水　现代中医多认为神水为西医眼科学的房水，神水具有营养部分眼组织的作用。

5.瞳神　又名瞳子、瞳仁、金井，相当于西医学的瞳孔。五轮中称水轮。主要功能为明视万物、分辨颜色。

## 二、胞睑

胞睑，又名目胞、眼胞，西医学称为眼睑。五轮中称肉轮。胞睑分为上胞、下睑两部分，位于眼珠最外，具有保护其内部组织的作用。

## 三、两眦

两眦，又名目眦、眦、眦头，分为内眦（大眦）、外眦（小眦、锐眦）两部分。五轮中称血轮。

## 四、泪泉与泪窍

1. 泪泉　分泌泪液，相当于西医学的泪腺。
2. 泪窍　又名泪堂，相当于西医学的泪小点。

## 五、眼带

眼带，相当于西医学的眼外肌。《太平圣惠方·治坠睛诸方》认为坠睛是风寒之邪"攻于眼带"。

# 第二节　眼与五脏的关系——眼与肝

## 一、中西医之"肝"

中医的"肝"为五脏（五脏指肝、心、脾、肺、肾）之一，与现代医学所讲的"肝脏"有一定的区别。

从解剖位置和功能特点上来讲，中医认为肝脏大致位于人体的右侧，在经络系统中与其他脏器相互关联，是一个完整的功能系统，而不是一个独立的器官。肝主藏血、主疏泄、调节气机、统筹协调其他脏腑的功能以及维护情绪的平衡。"肝藏血"指肝具有贮藏血液、调节血量的作用。肝具有疏通、调畅全身气机的作用。气机的调畅与否，又直接影响血液和津液的运行、脾胃的运化、情志的变化以及生殖功能等诸多方面。因此，肝主疏泄是保障机体多种生理功能正常发挥的重要条件。

而现代医学则认为，肝脏位于腹腔的右上部，在功能特点上主要强调肝脏的生物化学功能，包括分泌胆汁、合成蛋白质和代谢药物等。

两者对于肝脏的认识虽然存在差异，但并非互相排斥。在现实临床实践中，很多医生会结合两种医学体系的理念和方法，为患者提供更高水平的医疗服务。

## 二、肝与眼的关系

### （一）中医肝与眼的关系

**1. 肝开窍于目，目为肝之外候**

五官为五脏的外候，而肝外候于目。此为眼科诊治疾病，特别是为从肝治目疾奠定了理论依据。

**2. 肝气通于目，肝和则能辨色视物**

目为肝窍，肝气可直接通达于目，故肝气的调和与否直接影响到眼的视觉功能。肝可调畅气机，使气机升降出入有序，有利于气血津液上输至目，目得所养而能辨色视物。

**3. 肝主藏血，肝受血而目能视**

肝藏血有助于目视之需。虽然五脏六腑之精气血皆上注于目，但由于肝与目有窍道相通，故以肝藏之血对视觉功能的影响最大，因而《素问·五脏生成》有"肝受血而能视"之论。

**4. 肝之经脉，上连目系**

《灵枢·经脉》说足厥阴肝脉"连目系"。通观十二经脉，唯有肝脉是本经直接上连目系的。肝脉在眼与肝之间起着沟通表里、联系眼与肝脏、运行气血的作用，从而保证了眼与肝在物质上和功能上的密切联系。

### 5. 肝主泪液，润泽目珠

五脏化生五液，肝化液为泪。泪液的生成和排泄与肝的功能有关，泪液运行有序而不外溢，正是肝气的制约作用使然。

## （二）西医肝与眼的关系

现代医学将肝疾病（如肝炎、肝硬化、肝癌）主要归因于病毒感染、酒精滥用、肝脏损伤等因素。现代医学也发现肝功能异常可以导致眼睛的一些疾病。

**1. 黄疸（目珠发黄）** 肝功能异常可能导致胆红素代谢障碍，使得胆红素在体内积累过多。这会导致黄疸，即皮肤和巩膜发生黄色变化，包括眼睛的白色部分。这是肝病中常见的眼睛症状之一。

**2. 视觉障碍** 肝脏疾病中的代谢紊乱和中毒性物质的积累可能对视觉产生影响。患者可能会出现视物模糊、视野缩小、眼睛疲劳和干涩等症状。

**3. 血管病变** 一些肝脏疾病可导致肝硬化，其中肝脏组织受损并发生纤维化。这会增加肝内外血管的阻力，导致门静脉高压和血液回流障碍。这些血流异常可能导致眼睛的血管病变，如结膜充血、静脉曲张、眼底出血等。

# 三、养肝以养眼

## （一）服用代茶饮

**1. 枸杞子** 枸杞子甘平，可以滋肾精、补肝血、明目，中医也认为"目受血方能视"，枸杞子具有明目的功效。而现代研究发现，枸杞子的多糖成分具有促进免疫、延缓衰老、抗肿瘤等作用，同时对肝也有一定的保护作用。

**2. 菊花** 菊花清肝明目，兼可清热解毒，对肝火旺盛、用眼过度导致的双眼干涩有比较好的疗效。由于菊花性偏凉，又能平肝祛风，所以也是治疗头目风热的常用药。常用于外感风热而发生的头疼目痛，肝阳上升引起的头晕、目眩等症。

## （二）按揉常用的穴位

**1. 睛明** 位于面部，目内眦角稍上方凹陷处。此穴可以治疗目赤肿痛、目眩、近视等。

**2. 攒竹** 位于面部，当眉头凹陷中，眶上切迹处。此穴可以治疗眼睑𥆧动、抽搐，眼睑下垂，目视不明，目赤肿痛等。

**3. 瞳子髎** 位于面部，目外眦旁，当眶外侧缘处。此穴可以治疗目赤、目痛、目翳等。

**4. 承泣** 位于面部，瞳孔直下，当眼球与眶下缘之间。此穴可以治疗眼睑𥆧动、迎风流泪、视物不清等。

**5. 四白** 位于面部，目正视，瞳孔直下，当眶下孔凹陷处。此穴可以治疗目赤痒痛、眼睑𥆧动、目翳等。

注意按揉穴位时应适度用力，避免过度刺激或疼痛。最好在放松的环境下进行，可以用指腹轻轻按揉或旋转穴位，每次持续数分钟。如果有严重的眼睛问题或疼痛，请及时就诊咨询专业医生。

# 第三节　眼与五脏的关系——眼与心

## 一、中西医之"心"

心脏一直以来都是人体重要器官之一，在中医和西医理论中对心都有着不同的认识和看法。中医认为心位于胸腔，两肺之间偏左，圆而下尖，形如莲蕊，外有心包卫护。心与小肠、脉、面、舌等构成心系统。心，在五行属火，为阳中之阳脏，主血脉，藏神志，为五脏六腑之大主、生命之主宰。它在维持身体、思想和精神之间的和谐方面起着至关重要的作用。

西医的心是一个生理意义上的器官，主要为一个血液循环的动力器官。人的心脏外形像桃子，位于横膈之上，两肺间而偏左。四腔有左心房、右心房、左心室、右心室。西医认为心脏是一个肌肉器官，是循环系统中的动力，负责泵血并向身体组织提供氧气和营养物质。

总之，两者的主要区别在于中医的整体观，即心脏不仅被认为是一个生理器官，也是情绪和精神健康的中心，而西医则侧重于心脏在循环系统中的生理功能。

## 二、心与眼的关系

### （一）中医心与眼的关系

#### 1. 心主血，血养目珠

血液的充盛及运行的通畅，是目视睛明的重要条件。

#### 2. 心合血脉，诸脉属目

《素问》中言"心主身之血脉""心之合脉也""诸脉者，皆属于目"，揭示了全身的血脉均与心相通，脉中血液受心气推动，循环全身，上注于目。

#### 3. 心舍神明，目为心使

《灵枢·大惑论》指出："目者，心使也；心者，神之舍也。"表明接受外来事物或刺激并做出相应反应是由心来完成的，包括眼接受光线刺激而产生的视觉。

## （二）西医心与眼的关系

虽然西医并不直接将眼睛与心脏联系在一起，但心脏疾病会间接影响眼睛健康。一些心脏疾病会导致血流或血液循环发生变化，从而影响眼部血管。这可能导致视力下降、视网膜损伤或视神经肿胀等眼部症状。心脑血管发生病变而导致血脂增高，血糖增高，血管动脉粥样硬化显著增加时，眼底视网膜血管疾病也相对增多（主要是缺血、缺氧导致视网膜的病变），甚至视力丧失，严重影响生活质量。高血压、动脉粥样硬化或心律失常等疾病会对眼睛健康产生影响，可能需要心血管内科医生和眼科医生共同进行评估和治疗。

总之，中医和西医都认为，心和眼之间是有一定联系的，心脏等器官的疾病或异常可能会对眼睛产生继发性影响。

# 三、养心以明目

## （一）食用西蓝花

经常吃西蓝花可以保护心脏。西蓝花中含有一定量的黄酮类物质，是很好的抗氧化剂，能降低血液中的胆固醇的含量，可以保护心脏，能够很好地降低心血管疾病的发生风险。西蓝花当中也含有人体所需要的维生素 A 和胡萝卜素，能够很好地提高眼睛的暗适应能力，保护视力，缓解眼睛疲劳干涩。

## （二）食用芦笋

芦笋含蛋白质、糖类、维生素 $B_1$、维生素 $B_2$、维生素 $B_6$、维生素 C、类胡萝卜素及咖啡酸。芦笋还含芦笋皂苷 C、芦笋皂苷 D 等皂苷类，黄酮类（槲皮素、山柰酚、异鼠李素等）及炔类成分。可用于一些眼部疾病的日常养生食补中，例如高血压眼底病变，视网膜动脉硬化、出血，糖尿病视网膜病变。此外，芦笋还有提高免疫功能、降血脂作用。

## （三）饮用绿茶

绿茶中含有一种名为儿茶素的健康物质，具有抗炎和抗氧化的特性。绿茶中的抗氧化剂，如维生素 C、叶黄素和玉米黄质可预防癌症、心脏病和眼疾。一种被称为"没食子儿茶素"的特殊类黄酮有益于眼睛健康。饮用绿茶后，没食子儿茶素可提供长达二十小时对眼睛的保护。据 2007 年韩国的一项研究，绿茶也有保护眼睛免受紫外线伤害的功效。

## （四）按揉养心明目保健穴位

### 1. 神门

仰掌，位于尺侧腕屈肌腱的桡侧缘，腕横纹上。用拇指的指腹对神门穴进行按揉，每次 30～50 下。具有宁心安神、通经活络的功效。可治绿风内障、青风内障、目痒、视疲劳等。

### 2. 心俞

位于人体的背部，第 5 胸椎棘突下旁开 1.5 寸之处。用中指和示指的指腹对心俞穴进行按揉，每次 3～5min。具有宁心安神的功效。可治流泪病、目赤痛等。

### 3. 三阴交

位于小腿部内踝尖上 3 寸，胫骨后缘。用拇指的指尖或者指腹对三阴交穴进行环状按揉，每次 3～5min。对心慌、心悸、心肌缺血有所帮助。可治视物昏蒙等各类虚证眼病。

# 第四节 眼与五脏的关系——眼与脾

## 一、中西医之"脾"

《黄帝内经》说:"脾与胃以膜相连。"这个胃字,很多时候,是泛指胃肠,张仲景写的《伤寒杂病论》把整个胃肠道叫"胃家"。胃肠的管道之内,属于"胃"和"肠",胃肠黏膜之外就属于"脾"了,所以脾和胃肠只以一层消化道的黏膜相连接。

中医的脾强调功能和整体,并非是指某一器官,如果单从部位和功能来讲,中医理论的脾可以涵盖胃、小肠和大肠,因为根据阴阳五行学说,他们是相辅相成的。

也就是说,中医所说的脾、胃、肠的功能,包括了整个消化系统的受纳饮食和水液、腐熟消化饮食,吸收转运精华物质以及水液。

对西医来说,脾就是指脾脏这个独立的器官,还有相对独立的功能。脾是人体最大的淋巴器官,具有造血、储血、清除衰老红细胞和进行免疫应答等功能。脾位于腹腔的左上方,呈扁椭圆形,暗红色,质软而脆,当局部受暴力打击易破裂出血。

## 二、眼与脾的关系

### (一)中医脾与眼的关系

#### 1. 脾输精气,上贯于目

《兰室秘藏》中说:"夫五脏六腑之精气,皆禀受于脾,上贯于目。脾者诸阴之首也,目者血脉之宗也,故脾虚则五脏之精气皆失所司,不能归明于目矣。"是指五脏六腑之精气上注于目，都有赖于脾的运化转输功能。

### 2. 脾气上升，目窍通利

《素问》中说"清阳出上窍"，指眼得清阳之气而能视物清楚，这有赖于脾气升提。

### 3. 脾主统血，血养目窍

眼依靠血液滋养，除了肝的调整血量外，赖于脾的统摄，使血液能遵循正常脉道而行。《景岳全书》说："盖脾统血，脾气虚则不能收摄；脾化血，脾气虚则不能运化，是皆血无所主，因而脱陷妄行。"由此可知，血液之所以运行于眼络之中而不致外溢，还有赖于脾气的统摄。若脾气虚衰，失去统摄能力，则可引起眼部的出血病症。

### 4. 脾主肌肉，司胞睑开合

中医认为脾主一身之肌肉，而胞睑（上下眼睑）的开合，依靠肌肉活动。脾虚气陷，肌肉痿软，可以引起胞睑下垂；脾虚生风，可造成眼睑振跳、阵阵发作（偶有发作不属病态），俗称"眼皮跳"。眼睑下垂、眼睫无力，多中气不足；目乏，多脾虚夹风；眼睑非炎性浮肿，多脾虚夹湿；眼睑红肿硬，多脾胃积热；眼睑湿烂、痒痛，多脾有风湿热；睑结膜乳头、滤泡增生，多脾胃湿热有瘀。

## （二）西医眼与脾的关系

脾胃消化吸收与运化的功能正常则眼睑色黄丰润而有光泽。

## 三、健脾以养眼

### （一）黄色食物健脾又护眼

一般认为，黄色食物的营养价值相对比较高，可以适当多食用黄色食物，农作物如小麦、玉米、小米、土豆、红薯、南瓜、黄豆等，肉类如鸡肉等。

现代营养学证实，玉米、小米、红薯、南瓜之类入脾经的黄色食物，具有益气健脾作用，以主食的形式提供人体所需要的大部分营养物质。所以，气虚、脾虚者应多选黄色食物。

黄色食物中一般富含维生素 C、维生素 A、维生素 E 和叶黄素，能减少皮肤色斑，既可保养视力，又可养颜、延缓衰老。

### （二）白扁豆山药茶

功效：补脾益气。能有效补充肌肉营养，让眼睑紧绷有弹性，不易下垂。

食材：白扁豆 20g、山药 20g。

做法：白扁豆炒至黄色，捣碎备用；山药切片，与捣碎的白扁豆一同煮水；熬煮后去渣取水，加入适量白糖即可食用。

### （三）参苓粥

功效：益气补虚，健脾养胃。

食材：人参 3～5g（或党参 15～20g），茯苓 15～20g，生姜 3～5g，粳米 60g。

做法：将人参（或党参）、生姜切为薄片，茯苓捣碎，浸泡半小时，煎煮 30min，取汁后再煎取汁，将两次药汁合并，粳米淘洗干净，与药同煮成粥。

适用人群：气虚体弱，脾胃不足，倦怠无力，面色发白，食欲不振，反胃呕吐，大便稀薄等人群。

## 四、日常调护

### 1. 生活习惯调理

避免熬夜，日常保证充足的睡眠和休息，并注意保暖。注意调节情绪，保持心情舒畅，对于健脾有一定的辅助效果。

### 2. 三伏天切勿贪凉

三伏天湿热较重，尤其容易损伤脾胃。若过多地食用生冷食物，脾胃运化不及，可造成水湿内停，加重体内水湿，进一步损伤脾胃。

### 3. 适量运动

每天做适量的运动，可以保证脾胃功能的正常，建议进行有氧运动，不要过多地做以锻炼肌肉为主的无氧运动。

# 第五节　眼与五脏的关系——眼与肺

## 一、中西医之"肺"

宰相，也叫相傅，是古时辅佐君王的职位。中医里把肺称为"相傅之官"，因为它可以帮助心（君主之官）调节和运行全身气血而得名。

中医认为喉咙是肺的门户，鼻子是肺在体表和外界接触的孔窍，肺不耐寒热，也不能容纳异物，所以外界的病毒、寒气、暑燥等邪气常由口鼻进入肺而致病。

肺的工作是调节人体的气和水。肺可以同时做向上向外和向下向内的运动，将我们吸入的空气过滤，保持呼吸道的清洁，一直向下输送到肾，来补充元气，向上带出呼吸过后的浊气；也接受脾传输的食物中的营养，向下输送给肾形成尿液，向上输送给眼睛、鼻子、耳朵维持正常生理功能，向外输送给皮肤化为汗液排出体外。如果调节气体不利，会出现喘息、咳痰、鼻塞、喷嚏、发热却不出汗的症状；如果不能正常调节水，会出现尿少、浮肿的症状。

肺可以把吸入的空气和脾运送的食物中的营养结合形成"宗气"，宗气可以帮助心推动血液，如果肺变得虚弱，也就没有力量推动血液，会导致心悸、胸闷、唇舌青紫等瘀血的症状。同样，当血液运行不畅，也会影响肺调节气体的功能，出现呼吸不畅。

西医中肺是最重要的呼吸器官，形态近似于圆锥体。中医的肺与西医里的肺所在的位置一样，都在胸腔里，连接气管和支气管，与喉咙和鼻腔联通。肺的主要功能是与外界进行气体交换、通过其呼吸功能不断给机体提供氧气，排出二氧化碳，以维持机体血气水平和内环境稳定。

## 二、肺与眼的关系

### （一）中医肺与眼的关系

#### 1. 肺为气本，气和目明

肺气旺盛，全身气机调畅，五脏六腑之精气顺达于目，目得其养则明视万物；若肺气不足，脏腑之气不充，目失所养则视物昏暗，正如《灵枢·决气》所说："气脱者，目不明。"

### 2. 肺主宣降，眼络通畅

肺主宣降指肺能通调水道，维持正常的水液代谢。宣发与肃降相互制约，互济协调，使全身血脉通利，眼络通畅。一方面使目得到气血津液的濡养，另一方面避免多余体液留存于目。此外，肺主表，肺宣降有序，可将卫气与津液输布到体表，使体表及眼周的脉络得其温煦濡养，卫外有权，以阻止外邪对眼的伤害。

## （二）西医肺与眼的关系

据临床观察，眼睛肿胀是肺癌的典型早期症状，是由于肺部肿瘤逐渐生长，压迫周围血管减缓血液流动导致的。除此之外，肺部容易出现细菌感染，当流经肺部的血液在眼周进行交换时，增加了血液中细菌停留在眼部的机会，从而诱发眼部感染。

## 三、补肺以护眼

### （一）食用药膳

药膳是中药材与食材相结合而成的美食，是中国传统医学与中华烹饪的结晶。桑杏菊花甜汤由桑叶、菊花、枸杞子、杏仁粉、糖组成。其中桑叶疏散风热、清肝明目、清肺润燥，与菊花、枸杞子同用，增强清肝明目的效果，适用于头晕头疼、眼睛酸痛的症状。

桑叶还可与猪肝搭配，将猪肝洗净切片，大火煮沸撇去浮沫改为小火，煮至七成熟时放入桑叶，加盐调味即可。桑叶味甘、苦，性寒，归肺、肝经。猪肝具有养肝明目、补气健脾之效，先吃猪肝再吃桑叶，对一些自觉上火、急躁易怒、口干口苦、视物不清、眼睛不适的人群非常有效。

## （二）按揉穴位

五行之中肺对应金，五季里对应秋，因此在干燥的秋季中更应该养护肺气，使肺气有足够的力量进行升降运动，保持眼睛的濡润清明。

太渊穴　位于手腕和手掌间横纹上，靠近拇指的一侧，轻触可以感受到动脉搏动。按揉太渊穴可以调节气血、强化肺气、帮助心脉搏动，有助于气血上行到眼睛，保持眼睛明亮有神。

# 第六节　眼与五脏的关系——眼与肾

## 一、中西医之"肾"

从现代医学的角度来说，肾是位于人体腰部两侧后方的器官，呈蚕豆形，一体两枚，为实质性器官，分为肾实质和肾盂两部分。其内部发挥功能的最小单位为肾单位，由肾小体和肾小管组成。肾是生成尿液，排泄代谢废物，维持水、电解质和酸碱平衡，产生多种激素以及调节血压等的重要器官。

从解剖学结构上来说，中医和西医理论中的肾都位于腰部，但功能上两者则有较大差距。西医之肾所发挥的功能主要与水液代谢和电解质平衡相关，而中医理论认为，肾主水，纳气，藏先天之精，主生殖，且肾主封藏，内含元阴元阳，为一身阴阳之本源。

所以中医理论认为，肾是人体内可称之为本源的重要器官，它不仅掌管一切体内的水液代谢，还和呼吸、发育以及生育息息相关。

更具体地说，中医认为肾在体合骨，供给骨生长发育所需的营养物质；肾生髓，通脑，保障脑髓化生有源；肾其华在发，保障秀发的乌黑光亮以及发丝的强劲；肾在窍为耳与前后二阴，所以以上三个部位的状态都可以反映肾的盛衰；肾在志为恐，所以太过惊恐会使人小便失禁，损伤肾脏；肾在液为唾，所以肾阴虚的患者会有口中干涩的症状。

中医之肾比西医之肾的概念更为广博，并且肾与身体的联系也比西医所理解的更加紧密。

## 二、肾与眼的关系

### （一）中医肾与眼的关系

#### 1. 肾主藏精，精充目明

中医理论认为肾中储藏着人体各个器官所需要的精微物质，当然也包括眼。眼受到肾中之精的滋养，当肾精缺乏的时候便会导致"以长为短，以白为黑"，目睛不明。

#### 2. 肾生脑髓，目系属脑

眼位于头部，双眼所见之物归于脑而被我们所感知，所以眼与脑部关系密切；而肾主生髓，充养脑部。故清代医家王清任便提出"肾-脑-眼"的联系轴。病理条件下肾精不足以充养脑髓，除了导致大脑的疾病，也对眼有所损害。

#### 3. 肾主津液，滋润目珠

我们每一次的眨眼都会让眼泪滋润目珠，清刷灰尘，而肾主水，主司一身水液代谢，在肾的调节下，源源不断的水液上输于目，滋润双眼。

#### 4. 肾寓阴阳，固护瞳神

中医称视觉功能为神光，而神光藏于瞳神（即瞳孔）之中，而瞳神乃"阴阳之妙蕴，水火之精华"，是阴阳交感的结果。视觉功能的良好离不开一身之阴阳的平衡和谐，而肾中封藏元阴元阳，所以视觉功能便和肾高度相关。

### （二）西医肾与眼的关系

西医中肾与眼的联系主要体现在病理层面。当肾出现问题时，眼部也会有相应的病变。例如肾功能不全，肾不能很好地发挥过滤功能而引起水肿时，眼皮将会水肿；肾动脉狭窄时将会引起高血压，增高的血压将对眼底的毛细血管造成损害，引发一系列眼底疾病，例如黄斑水肿和视网膜出血等。具体的疾病中肾与眼的联系可以反映在症状上。

## 三、养肾以护眼

了解了中医之肾以及肾与眼的联系后，我们便可以从养肾和护眼两方面入手，保养爱护双眼。那么在日常生活中有什么养肾又护眼的建议呢？

### （一）起居有节，养成良好生活习惯

肾为一身阴阳之本，所以身体的一切阴阳失衡最终都会影响到肾。在生活中我们要规律作息、规范饮食，做到起居有节、劳逸适度。同时注意不要过度贪图美色，节制性生活是养护肾中生殖之精的重要手段。情志也同样重要，喜怒不节则伤脏。要做到心平气和、豁达乐观。

对于眼来说，起居有节、劳逸适度意味着不要过度用眼，在繁忙的学习和工作中要注意让眼睛放松和休息。在用眼的空档期进行远眺或者做眼保健操都是很好的日常护眼手段。

## （二）饮食调护，适当使用药膳调补

药食同源一直是中医理论中提倡的日常调补手段。可以使用身边常见的食材和较为便利的烹调手段，在忙碌之余为自己做一道养肾护眼的美味膳食。如黑芝麻花生牛奶，黑芝麻色黑入肾，对肾的补益尤为有效，并且对眼的滋养作用也较为突出，尤其是对肾气不足所致的气血两虚型的老花眼；又如桑葚枸杞茶，护眼补肾之余味道也较好。还有蓝莓、黑豆等食材，也是调补肾和双眼的好选择。

## （三）穴位按摩，日常按摩养肾护眼

许多穴位对肾以及眼都有良好的保健功效。例如太溪穴和照海穴，在休息时可以适当进行按摩和热敷。有条件的话也可以选用按摩推拿和针灸。

# 第七节 中医眼科的"活血利水"

《黄帝内经》等经典著作均认为水与血均来源于饮食物的水谷精微，化生于后天脾胃。所以在中医的观点里，血与水不可割裂而谈，彼此独立又相互依赖互为制约。

水血在生理、病理上密切相关，因而对血病及水或水病及血之证，古代医家提出了水病可治血、血病可治水的水血同治原则。水血同治法在内科疾病中运用较广，但眼科界很少见到有关水血同治的临床报道。彭清华教授结合眼科临床，提出眼科疾病"血瘀水停"的病证特点以及"活血利水"的治法，该方法可用于青光眼、视网膜脱离术后、眼外伤、玻璃体积血、视网膜静脉阻塞、黄斑水肿等眼科疾病的治疗。

眼部多气多血，水血运行受到阻碍则易发生疾病。在眼部水血运行障碍的初期，往往还未引起眼病，此时予以活血利水法保持眼部水血畅通，则可避免许多眼病的发生，达到未病先防的效果。

活血利水法护眼有以下几种方法。

## 一、代茶饮

常见的具有活血利水功用又能在日常生活中代茶饮的中药组合有：红枣当归车前子茶、益母草车前子茶、红花车前子茶、玫瑰花车前子茶、当归蒲公英茶、当归菊花茶、益母草蒲公英茶、益母草菊花茶、红花蒲公英茶、山楂车前子茶等。值得注意的是，车前子是细小颗粒，泡茶时要以纱布包裹。车前子茶有较好的利水作用，尤其对于存在黄斑水肿或黄斑反复出血、渗出的患者，常喝车前子茶能有利于黄斑水肿的消退。

## 二、药膳

猪肝具有明目的功效，与不同中药搭配可对眼部起到不同效果，如陈皮山楂猪肝汤，将猪肝洗净，焯水后切片，与陈皮、山楂一同放入砂锅内炖汤，加入料酒、盐等调味料。陈皮有理气疏肝作用，可条达人体气机，促进水液循环；山楂有活血化瘀的作用；猪肝养肝和血。陈皮山楂猪肝汤有疏肝理气利水、养肝活血明目的功用。

又如山药车前子猪肝汤，将猪肝洗净，焯水后切片，与山药、车前子（包）一同放入砂锅内炖汤，加入料酒、盐等调味料。由于眼的结构功能独特，所含津液十分丰富，如神水、神膏等，是阴精汇聚之所。对于体型偏瘦的人群来说，更要注重保护眼部阴液。山药补肾阴，是滋阴之佳品，与车前子、猪肝合用有滋阴利水、养肝明目的功用。

# 第八节　中医说近视

我国近视发生率高。近视的发病低龄化严重，且发病率逐年攀升，呈现"发病率高、进展快、度数高、低龄"的特点。一旦发生近视，如不进行系统干预治疗，易导致高度近视发生，并发青光眼、黄斑病变、视网膜脱离等一系列严重致盲眼病，威胁人类健康。

## 一、什么是近视？

在现代医学的概念中，当眼在调节放松状态下，平行光线经眼的屈光系统聚焦在视网膜之前，导致视网膜上不能形成清晰图像，称为近视，也就是俗称的近视眼。

## 二、为什么会近视？

研究表明，近视主要与遗传因素和环境因素相关。在电子产品层出不穷的信息时代的影响下，人们在学习、工作及生活过程中经常需要长时间接触视频终端，日常生活方式的改变和所处光环境的巨大变化，也是导致近视的重要因素。

中医对近视的认识由来已久，认为它与气血阴阳亏损密切相关，同时伴有遗传因素的影响，涉及脏腑主要包括心、脾、肝、肾。中医古籍中关于近视病因病机的认识，可以总结为气血不足、阴阳失调、肝肾亏虚、久视劳耗、脉络瘀阻、先天遗传六个方面。

中医认为近视的根本原因为气血不足。病机是阳气不足、阴火干扰。

指出过度用眼可以导致近视的发生。

因此，中医对近视的认识可概括为以下三个方面。

1. 心阳衰弱，阳虚阴盛，目中神光不能发越于远。

2. 过用目力，耗气伤血，目失濡养，神光发越无力，光华不能远及。

3. 肝肾两虚，禀赋不足，神光衰弱，光华不能远及。

现代中医认为，先天不足或后天发育不良引起眼轴延长、睫状肌痉挛、晶状体曲率改变等，这些因素导致物像成焦于视网膜之前，最终形成近视。

## 三、如何防治？

"早防""早控""早治"是防治近视的关键，"防"是防近视的发生，防近视的进展，防高度近视并发症；"治"是以治疗假性（调节性）近视和并发症为主。中医可以根据不同证型（心阳不足证、气血不足证、肝肾阴虚证等）辨证论治进行口服中药治疗。

1. **心阳不足证**　常用补心益气、安神定志之法，中药予以定志丸加减。如有食欲不佳可以加入麦芽、山楂以健胃消食；心悸重加入五味子、酸枣仁、柏子仁以养心安神；容易疲惫乏力者，可加白术、黄芪、大枣以健脾益气。平时可用党参、茯苓、石菖蒲、远志等补心益气的中药，开水冲泡当茶饮，或用远志猪心汤、远志莲子粥等药膳。

2. **气血不足证**　常用补血益气之法，中药予以当归补血汤加减。若有眼胀干涩可以加首乌藤、木瓜以养血活络。平时可用当归、黄芪等益气养血的中药泡茶饮用，或用当归鸡蛋汤、补气生血饮等药膳。

3. **肝肾阴虚证**　常以滋补肝肾之法，中药予以驻景丸加减方加减。若眼底视网膜呈豹纹状改变，可选加太子参、麦冬、五味子以助益气之功。平时可用枸杞子、菟丝子、五味子等滋补肝肾的中药泡茶饮用，或用菠菜枸杞子猪肝汤、枸杞子菊花粥等药膳。

除内服中药治疗外，还可选用外治法，如用滴眼液、中药超声雾化熏眼、针灸（体针、耳针、梅花针）、推拿治疗、屈光矫正等。

其中，屈光矫正包括配镜和屈光手术。近视用凹透镜矫正，可采用框架眼镜或角膜接触镜。配镜的原则是选用获得最佳矫正视力的最低度数镜片。对于外隐斜者（度数较小的外斜者）应完全矫正。屈光手术即为角膜屈光手术、晶状体屈光手术。

## 四、日常如何调护？

1. 养成良好的用眼习惯，阅读和书写姿势要端正，持续近距离用眼时间不宜过长。

2. 学习和工作环境照明要适度，无眩光、无闪烁，黑板无反光。

3. 定期进行视力筛查，积极治疗调节性近视。定期检查眼底，预防高度近视并发症。

4. 加强体育锻炼，多做户外活动，注意均衡营养，增强体质。

5. 保证充足的睡眠时间。

## 第九节　中医说白内障

白内障是世界上最常见的致盲性眼病，主要表现为晶状体混浊，此时光线被混浊晶状体阻扰，无法投射在视网膜上，导致视物模糊，视力缓慢下降，渐至失明。多见于40岁以上人群，且随年龄增长而发病率增加。

## 一、什么是白内障?

现代医学认为多种原因如老化、遗传、局部营养障碍、免疫与代谢异常、外伤、中毒、辐射等，都能引起晶状体代谢紊乱，导致晶状体蛋白质变性而发生混浊而成白内障。

晶状体，中医学称为"晶珠"，又名"黄精"或"暗珠"。晶状体本身透明，无血管，位于内黄仁（虹膜瞳孔）之后，神膏（玻璃体）之前；借晶状体悬韧带与睫状体联系以固定其位置，正对瞳神圆孔，为一扁圆形双凸面弹性透明体，状似水晶围棋子；是保持眼内神光发越的重要组织，是眼屈光系统的重要组成部分。晶珠具有折光作用，并能凭本身的弹性而调节折光。随着年龄的增长，晶珠的弹性降低，调节作用也随之减弱。晶珠一旦发病，则逐渐变混浊，影响眼内神光的正常发越。

中医对白内障的认识可概括为以下三个方面。

1. 肝肾不足，晶珠失养，渐渐混浊，视力缓降。
2. 脾气虚弱，运化失司，目失濡养，视力缓降。
3. 肝热上扰，热灼晶珠，晶珠失润，视力缓降。

## 二、为什么会得白内障?

中医认为本病的发生与肝密切相关，受年龄增长、先天不足等因素的影响，"肝肾俱虚""肝风上冲""肝气冲上"是本病的发病基本证候，结合临床，归纳几点病因。

1. 年老体弱，肝肾不足，精血亏损，不能滋养晶珠而混浊；或阴血不足，虚热内生，上灼晶珠，致晶珠混浊。

2. 年老脾虚气弱，运化失健，精微输布乏力，不能濡养晶珠而混浊；或水湿内生，上泛晶珠而混浊。

3. 肝热上扰目窍，致晶珠逐渐混浊。

## 三、如何防治？

初患圆翳内障者可用药物治疗，控制或减缓晶珠混浊的发展。晶珠混浊程度较重或完全混浊者，或患者感觉到晶珠混浊已影响生活或工作时，应行手术治疗。《外台秘要》曰："未患时，忽觉眼前时见飞蝇黑子，逐眼上下来去，此宜用金篦决，一针之后，豁若开云而见白日。"其中所说的金篦决内障，是对眼科金针拨内障手术的最早记载。

中医可根据患者症状、舌脉来辨证论治。

1. 肝肾不足证

治以补益肝肾、清热明目。方用杞菊地黄丸加减。平时可以枸杞子、地黄等滋补肝肾的中药泡茶饮用，或用黑米桂圆粥、菊花枸杞粥、黑芝麻粥等药膳。如果少寐口干，宜加女贞子、墨旱莲；潮热虚烦、口咽干燥者，可用知柏地黄丸加地骨皮、石斛。

2. 脾气虚弱证

治以健脾益气、利水渗湿。方用四君子汤加减。平时可以甘草、白术等健脾益气的中药泡茶饮用，或多吃小米、山药、白萝卜等健脾益气的食物。若大便稀溏，宜加薏苡仁、白扁豆、车前子以利水渗湿；纳差食少者，加山药、神曲、鸡内金、薏苡仁等以补脾和胃渗湿。

**3. 肝热上扰证**

治以清热平肝、明目退障。方用石决明散加减。平时可以金银花、菊花等清肝热的中药泡茶饮用，或服用绿豆汤、猪肝汤等清肝的食物。头昏痛者，可酌加黄芩、桑叶、菊花、蔓荆子、钩藤、蒺藜，以助清热平肝、明目退障之功；口苦咽干甚者，加生地黄、玄参以清热生津。

各证型外治可使用滴眼液，如珍珠明目滴眼液、法可林滴眼液、卡他灵滴眼液等，选用其中之一即可。本病初、中期可行针刺治疗。

对于晶状体完全混浊者，需行手术治疗。如白内障囊内摘除术、白内障囊外摘除联合人工晶状体植入术、超声乳化白内障吸出联合人工晶状体植入术等，为目前临床常用的主要手术方法。

如果眼无其他疾患，仅为晶状体混浊，治疗效果均较好，行手术治疗后，即可恢复部分视功能，预后良好。若因其他眼疾导致晶状体混浊而无光感或光定位不准，红绿色觉不能辨识，眼压低或高者，不属本病范围，不能手术治疗，疗效不好，预后亦不佳。

## 四、日常如何调护？

1. 对于早期白内障的患者，应及时点药服药，积极治疗，以控制或减缓晶珠混浊的发展。

2. 若患有糖尿病、高血压等全身疾病者，应积极治疗全身病，这对控制或减缓晶珠混浊有一定意义，同时也有利于以后手术治疗。

3. 注意饮食调养，忌食辛燥煎炸食品。白内障术后患者应多食清淡而富有营养的食物，少食辛辣炙煿之品。

4. 保持心情舒畅，定期进行白内障及相关疾病筛查，预防发病。

## 五、白内障的西医知识小问答

### （一）什么是白内障？预后如何？

光线通过眼睛从外界到达视网膜的过程中经过的结构为"屈光介质"，包括角膜、房水、晶状体和玻璃体，其中任何一个环节出现问题，都会导致光线无法顺利到达视网膜，出现视物模糊现象。而我们讨论的白内障，即为晶状体的混浊。

白内障术后，人工晶状体替代了患者自身原本混浊的晶状体，从而使视力得到改善。但手术并不能够解决患者术前已经出现的由其他屈光介质病变和眼底问题导致的视物模糊。因此，由于其他眼病的存在，有的患者视力恢复达不到1.0。

### （二）做了白内障手术后还会不会复发？

部分做完白内障手术的患者发现手术一段时间以后，又出现了视物模糊的情况，是不是白内障复发了？其实不是。超声乳化摘除白内障的手术，并没有将全部晶状体摘除，而是保留了一部分的前囊和完整的后囊。患者所说的"复发"，不是指置换的人工晶状体出现混浊，而是指细胞增生导致的后囊混浊。这种混浊不需要再进行手术处理，只需要用YAG激光将后囊膜切开，视力就能够得以恢复。

白内障术后视力的恢复效果需根据个体情况而定，但无论个体情况如何，如感觉到视力下降较快，视物模糊，都应及时就诊，评估目前眼睛的情况，这样才能够尽早发现问题，及时治疗，才能够尽可能地恢复视力。

### （三）患者高龄，还有高血压，可以做白内障手术吗？

白内障患者大多年高体弱，许多患者都伴有全身性疾病如糖尿病、高血压、心脏病等，只要将原发病控制稳定后，便能进行白内障手术。需要注意的是，为了使手术成功，预防并发症，术前应进行一些必要的局部及全身检查。

## （四）是不是要等"白内障熟了"再考虑做手术？是否可以采取保守治疗？

手术是目前世界公认的唯一有效的治疗白内障的方法。如果身体和经济状况允许，应当尽早手术，这样既可以避免眼部并发症，术后恢复也会更快。

## （五）术后视力能恢复到多少？

白内障手术成功率很高，多数患者在术后第二天视力便有明显提高。但是术后视力恢复情况还取决于视觉系统其他结构的功能，角膜、玻璃体、视网膜、视神经等都会在不同程度上影响术后视力的恢复。因此，个体状况会有所不同。

# 第十节　中医说青光眼

青光眼是目前全球第一位不可逆性致盲眼病，可导致视神经萎缩、视野缩小、视力下降甚至失明，严重影响着患者的生活质量。部分青光眼患者发病迅速，可在数天内致盲，部分患者无明显症状，在不知不觉中逐渐失明。防治青光眼一定要做到早筛查、早发现、早诊断、早治疗，降低致盲率和致残率。

## 一、什么是青光眼？

青光眼是一组以特征性视神经萎缩和视野缺损为共同特征的疾病，病理性眼压增高是其主要危险因素。青光眼中医属"五风内障"范畴，其分别为绿风内障、青风内障、黄风内障、黑风内障、乌风内障。古人以风命名，说明病势急剧，疼痛剧烈，变化迅速，危害严重。

## 二、为什么会发生青光眼？

青光眼的发生主要是房水循环受阻，眼内压力太大，超过了眼球内部组织的承受限度。研究发现，青光眼的诱发因素主要有家族遗传、年龄、高度近视、不良的生活习惯等。

中医认为本病多由情志抑郁、气机郁结、肝胆火炽所致，主要与风、火、痰、郁导致目窍不利、玄府闭塞、眼孔不通，进而神水瘀滞有关。《普济方》言"内肝管缺少，眼孔不通"则引发本病。

综上，中医对青光眼的病因病机的认识可概括为以下三个方面。

1. 邪热内犯，肝胆火热亢盛，热极生风，风火上攻头目，目中玄府闭塞，神水排出受阻。

2. 情志过激，气郁化火，气火上逆，神水排出不畅，蓄积于目中。

3. 脾湿生痰，痰郁化热，痰火郁结，上攻于目。

## 三、如何防治？

本病主要与风、火、痰、郁导致目窍不利，玄府闭塞，眼孔不通，进而神水瘀滞有关，治疗应消除病因，开通玄府。本病对视力损害极大，治疗当以挽救视力为先。中医可以根据不同证型（风火攻目证、气火上逆证、痰火郁结证等）辨证论治进行口服中药治疗。

### 1. 风火攻目证

治以清热泻火、平肝息风，方予以绿风羚羊饮加减。头痛甚者宜加钩藤、菊花、白芍，以增息风止痛之功；伴有恶心、呕吐者，可加陈皮、半夏以降逆止呕；目珠胀硬、神水积滞者，常加猪苓、通草、泽泻以利水泄热。不吃辛辣刺激食物，多吃清肝明目的食物如桑叶粥、绿豆汤、枸杞菊花茶等。恶寒发热者，金银花加少量温水冲饮。

### 2. 气火上逆证

治以疏肝解郁、泻火降逆，方予以丹栀逍遥散合左金丸加减。胸闷胁肋胀者，加枳壳、香附以行气止痛；目珠胀甚者，加石决明以平肝清热。饮食清淡，多吃蔬菜水果，忌食辛辣、油腻之物；口苦者可多吃清火舒肝之品，如莲藕、梨、山楂、菊花茶等。

### 3. 痰火郁结证

治以降火逐痰，方予以将军定痛丸加减。若动辄眩晕、呕吐甚者，加天竺黄、竹茹、藿香等以清火化痰、降逆止呕。饮食宜多吃水果蔬菜，如荸荠、百合、白萝卜等，少吃油腻之物。

除使用滴眼液外，还可选用中成药治疗，如益脉康、川芎嗪等，加用视神经保护剂治疗，辅以针刺治疗（体针、耳针、梅花针）等。如药物及针刺不能控制眼压者，可考虑手术治疗，根据病情选择小梁切除术、虹膜周边切除术或YAG激光虹膜切开术等。

## 四、日常如何调护？

1. 早期诊断，早期治疗。

2. 确诊的患者应当积极治疗，定期检查。

3. 保持心情开朗，避免情绪过度激动，做到起居有常，饮食有节，劳逸得当。

4. 室内光线充足，不宜在光线暗的环境下工作，少看电视，慎用散瞳剂。

5. 一眼确诊后应密切观察另一眼，定期检查，防止发病。

## 五、青光眼的西医知识小问答

### （一）到底什么是青光眼？

青光眼是指与眼压升高有关的以视网膜神经纤维萎缩、视盘凹陷和视野缺损为主要特征的一组疾病。有一定的遗传倾向，发病隐匿且大多有突然性。眼压急性升高常表现为眼珠胀痛、视物模糊、虹视（看远处光圈可见彩虹围绕），甚至头痛、恶心、呕吐。眼压慢性升高可能并没有明显的不适感，只是偶尔出现眼睛酸胀、容易疲劳等症状。如果有以上表现要引起重视，及时去医院检查。

### （二）青光眼可以被治愈吗？

青光眼是一种以眼压升高、视野缩小为主要特征的致盲性眼病。尽管它所造成的视力损伤无法被彻底治愈，但我们可以通过药物、手术或其他方式把眼压控制在正常范围，控制其症状及病理的进展，类似于糖尿病，只能控制血糖，却无法真正治愈糖尿病。

## (三) 患了青光眼是不是一定会失明？

当然不是。对于个人而言，如果及时得到适当治疗，完全可以避免最终的失明结局。通过密切的监测与恰当的治疗方式良好配合，有九成以上的患者都可以终生保有足够满足日常生活需要的视力。

## (四) 青光眼的致病因素有哪些？

青光眼有一定的遗传因素，如果家里有患青光眼的亲属，那么患青光眼的概率相对来说就会比较高。还有一些高度近视的患者，也会容易出现青光眼。现在很多对着电脑工作的年轻人，也会有可能出现青光眼。长期滴用含激素眼药水，也会导致青光眼的发病。所以想要预防青光眼，还需要从日常的生活习惯入手，了解容易导致青光眼的一些不良习惯和病因，可以避免青光眼的出现。

## (五) 哪些人容易患青光眼？

和绝大多数人相比，40岁以上，有青光眼家族史，眼轴较短（前房可能会相对窄），患有糖尿病、高血压，心理压抑，情绪急躁，多食辛辣火热之物者较易患青光眼。

## (六) 如何知道自己有没有患青光眼？

患者出现眼压高的话，不能确定就一定是青光眼。要是想要确诊自己的情况，可以做一些相对应的眼科专科检查，如青光眼诊断四大检查：查房角、查眼压、查视野、查眼底。查清楚后还需要积极地采用相对应的方案进行治疗，才可以让病情平稳。

## （七）青光眼的治疗方式有哪些？

青光眼对患者的视力和视野危害很大。所以出现了青光眼的话，要及时进行治疗。比较常见治疗方式是使用眼药水、YAG激光或者手术降低眼压。中医通过辨证进行中药治疗也能对视神经起到很好的保护作用。

## （八）青光眼的手术原理是什么？目前常见的手术方式有什么？

青光眼的主要两点表现，其一是视野异常，可能看不见某一处角落的东西，或者看到的物体是不完整、有缺损的。其二是眼压高，眼压高的原因在于眼睛里面的内容物增加，就像气球。在气球被吹爆之前，它里面的气体越多，压力越大，气球就会越硬。所以眼压高的时候我们去触摸眼球会发现它比平时硬很多，也就会出现眼睛胀痛的症状，有时甚至会痛到呕吐。这时我们可以选择药物或者手术的方式来治疗，两者的根本目的都是通过降低眼压来解决眼睛胀痛不适的症状，其原理就是减少眼球内容物。就和气球里面的气被放走一些，压力减小，气球就不会那么硬是一样的。

减少眼球内容物的手术方式分为减少内容物的生成和增加眼球内容物的流出两种方式。减少眼球内容物（房水）的生成类手术分为睫状体光凝术、超声睫状体成形术、睫状体冷凝术三个亚类，增加眼球内容物（房水）的流出类手术可分为外引流和内引流两种手术亚类，其中外引流类手术主要有复合式小梁切除术、多种类型青光眼引流装置置入术等，内引流类手术主要通过Schlemm管途径引流和脉络膜上腔途径引流两种途径。

## （九）如果做了手术后眼压又升高了怎么办呢？

这时候也还是可以选择药物或者再次手术降压，降压药物包括拉坦前列腺素滴眼液、曲伏前列腺素滴眼液、硝酸毛果芸香碱滴眼液等，如果药物降压不理想，尽快于医院就诊，选择手术治疗，再次手术降压需要考虑第一次手术降压选择的类型、术后眼压护理情况以及青光眼的类型，故第二次手术的类型选择也会有所不同，例如外伤引起的青光眼进行亢青光眼手术治疗后眼压依旧高于正常值，可考虑眼内窥镜下睫状体光凝术。

## 第十一节　中医说糖尿病视网膜病变

自觉眼前有黑点，好像总有小蝌蚪一样的黑点飘来飘去，看一会儿手机就感觉视物模糊，若是糖尿病患者出现这种情况，一定要及时上医院检查眼底。在中国，每 3 个糖尿病患者中就有 1 个患者发生糖尿病视网膜病变。糖尿病视网膜病变是主要致盲眼病之一。据统计，糖尿病病程在 10 年左右时，50% 的患者可出现该病变，病程在 15 年以上者则达 80%。糖尿病视网膜病变可造成视力下降、视野缺损、玻璃体积血甚至失明，其严重程度与糖尿病的病程、血糖控制情况以及是否合并其他全身疾病有关。

### 一、什么是糖尿病视网膜病变

糖尿病视网膜病变是慢性进行性糖尿病导致的视网膜微血管渗漏和阻塞引起一系列的眼底病变，如微血管瘤、硬性渗出、棉絮斑、新生血管、黄斑水肿甚至视网膜脱离。古代文献中虽无"糖尿病视网膜病变"这个病名，但根据患者视力变化及自觉症状，糖尿病视网膜病变应属于"视瞻昏渺""暴盲"等范畴。在全国中医药行业高等教育"十二五"规划教材《中医眼科学》首次提出其病名——消渴内障。消渴内障是指消渴日久，视衣受损、神光自内而蔽，引起晶体、神膏及眼内血络受阻，容易致盲的一类内障眼病。

## 二、糖尿病视网膜病变的发病原因

糖尿病视网膜病变是指长期高血糖对微血管造成损伤，出现管壁增厚、管腔狭窄和新生血管形成等一系列改变。当病变累及视网膜血管时，可出现视物模糊、视力下降或失明等症状。病程长且血糖长年控制不好的患者，视网膜的血管长期处于高血糖环境会变得非常脆弱，很容易破裂出血，造成玻璃体腔内积血从而影响视力。此外，研究发现高血压也是加速糖尿病视网膜病变发生、发展的危险因素。

据古代医家对糖尿病视网膜病变病因病机的研究，可将其致病因素归纳为六淫侵袭、七情失调、饮食失养、痰饮内停、血阻于络、久病伤正等多个方面。现在的诸多医家认为糖尿病视网膜病变辨证以气阴亏虚为本，气滞血瘀为标，二者交互作用，糖尿病视网膜病变在病程中其病机是处于动态变化的，在初期以阴虚内热为主，后发展为气阴两虚、阴阳两虚，同时可伴有血瘀、痰湿等特征。

中医病机主要表现在以下五个方面。

1. 肾阴不足，阴虚燥热。
2. 久病归肾，水不济火，气阴两虚。
3. 脾肾两虚，阴寒内盛。
4. 瘀血内阻、脉络不畅，脉络破损。
5. 痰瘀互结，阻滞脉络，目无所见。

## 三、如何防治糖尿病视网膜病变

目前，很多糖尿病患者都缺乏糖尿病视网膜病变的相关知识，所以我们要加大社会科普宣传力度，增加医患沟通，做到"早查、早治"，糖尿病患者要注意保持血糖平稳，定期筛查，把发病风险变成可控的。糖尿病视网膜病变发病后西医的治疗方法有眼底激光、抗 VEGF 眼内注射治疗、糖皮质激素眼内注射以及全身治疗。近年来，随着中医学的不断发展，中医药治疗糖尿病视网膜病变的优势日益凸显，中医从整体出发，进行多层面的治疗，调和阴阳气血，总体疗效及安全性较好。可根据不同证型辨证论治，进行口服中药治疗。

1. **阴虚燥热证**  常用滋阴润燥、凉血化瘀之法，中药予以玉泉丸合白虎加人参汤加减。如口渴甚者，可酌加天冬、麦冬、玄参、石斛等以润燥生津。

2. **气阴两虚证**  常用益气养阴、利水化瘀之法，中药予以六味地黄丸合生脉散加减。平时可以自己煎服山药参杞乌鸡汤或沙参枸杞蒸鲍鱼药膳方以健脾补气、滋阴润燥。视网膜出血者，可选加阿胶、侧柏叶、三七以止血化瘀。

3. **脾肾两虚证**  常用温阳益气、利水消肿之法，中药予以加味肾气丸加减。平时可以服用胡椒羊肉汤或当归生姜羊肉汤药膳方以温中散寒。夜尿频、量多清长者，可加巴戟天、淫羊藿、肉苁蓉等以温补肾阳。

4. **瘀血内阻证**  常用化瘀通络之法，中药予以血府逐瘀汤加减。有视网膜新鲜出血者，选加大蓟、小蓟、生蒲黄、阿胶、三七粉以止血通络。

5. **痰瘀互结证**  常用健脾燥湿、化痰祛瘀之法，中药予以温胆汤加减。玻璃体有灰白增殖条索、视网膜增生膜者，可酌加浙贝母、昆布、海藻、莪术以活血软坚散结。

除中药汤剂之外，还可选用针刺疗法或中药离子导入治疗，针刺相应腧穴，可以起到益气升阳、交通内外、活血通络、明目、治疗糖尿病视网膜病变的作用。中药离子导入是在眼睛局部，利用电流将中药制剂的药物离子通过皮肤或者穴位导入人体，使药物直达病所，起效较快，副作用较小，可采取"一人一方"，精准辨证治疗。

## 四、日常调护

1. 控制饮食，不吸烟，少饮酒，保持血糖平稳。

2. 增强糖尿病患者对糖尿病视网膜病变防治知识的认知度。

3. 定期到眼科接受检查。

4. 在糖尿病饮食治疗的基础上，补充维生素 A，适量摄入各种动物的肝脏、鱼肝油、鱼子、全奶、奶油和禽蛋；适量补镁，植物性食物含镁较多，如粗粮、干豆、坚果和绿叶蔬菜等。

5. 脑力劳动者要注意用眼卫生，避免长时间阅读和使用电脑等造成的视疲劳。

# 第十二节　中医说干眼症

流行病学调查显示，全球干眼症的发病率为 8%～34%，干眼症已成为全球最为常见的眼表疾病。干眼症作为一种常见慢性病不仅病程长，而且可覆盖各年龄段人群，干眼症严重者甚至连日常的生活和工作都会受到困扰，给个人增加心理压力，给社会带来经济损失和负担。《中国干眼专家共识：定义和分类（2020 年）》将生活方式相关因素纳入到干眼症的发病原因和危险因素中。随着社会生活方式的改变，干眼症容易给人们带来焦虑与压力，加重社会负担。

## 一、什么是干眼症？

干眼症是指由于泪液的量或质的异常引起的泪膜不稳定和眼表面受到损害，从而导致眼部不适的一类疾病。其症状多样，主要包括干涩感、异物感、烧灼感、畏光、视物模糊，也有一些患者没有很准确的描述，仅仅形容其为"眼睛不舒服"。中医对干眼症认识源远流长，将其归属于"白涩症""干涩昏花症""神水将枯症"范畴。

## 二、为什么会得干眼症？

干眼症的发病机制复杂，大部分是由于泪腺功能单位的慢性炎症引发泪膜完整性和正常功能丧失，导致眼表对环境改变的反应能力下降，进而表现出眼部多种多样的症状。中医认为"白涩症"类似于现代医学的轻度干眼症，常因气分伏隐、脾肺湿热而致，以不肿不赤、爽快不得、沙涩昏蒙为主要症状的一种病证。"干涩昏花症"类似于现代医学的中度干眼症，常因精血不能上承滋养目窍，或神水（常指泪液）被灼，水亏无以养目，而致双眼泪少、干涩不适、视物昏花、白睛细赤脉（结膜稍充血，也就是眼白有红血丝）的一种病证。"神水将枯症"类似于现代医学的重度干眼症，常因火郁蒸膏泽，或热结膀胱，或素有虚证，以致黑睛不清、珠不莹润、汁将内竭、干涩如蜓蝣唾涎之光等为主要症状的一种病证。

因此，中医对干眼症的辨证可概括为四类。肺阴不足证、气阴两虚证、肝经郁热证、邪热留恋证。

## 三、如何防治？

肝经郁热、肝肾阴虚、脾气亏虚是干眼症的基本病机，治疗当从疏肝清热、滋补肝肾、健脾益气出发。常重视阳虚，采用上病下取法治疗干眼症，从升阳疏肝，补肾养血论治。

**1. 肺阴不足证**　治以滋阴润肺。方以养阴清肺汤加减。平时可用南沙参、北沙参、麦冬、生地黄、知母、百合等滋补肺阴的中药泡茶饮用，亦可食用冰糖雪梨等食疗，百合莲子羹等药膳补肺阴。

**2. 气阴两虚证**　治以益气养阴、滋补肝肾。方以生脉散加减。平时可常食用玉米炖排骨汤，日常辅以乌鸡枸杞山药汤、百合人参汤等药膳益气养阴。

**3. 肝经郁热证**　治以清肝解郁、养阴明目。方以丹栀逍遥散加减。平素可使用菊花、决明子、龙胆、栀子和黄连煮茶饮用以清肝明目。

**4. 邪热留恋证**　治以清热利肺。方以桑白皮汤加减。平时可食用百合红枣粥、猪肝枸杞汤等药膳，可配合枸杞菊花茶开水冲泡饮用。

## 四、预防调护

1. 拒绝长时间使用电子产品。

2. 避免不良情绪。

3. 躲避恶劣环境，风沙、尘埃、粉尘、污染物多见，这些"邪气"（恶劣的环境）或直接侵伤眼睛，或伤于人体，经过一段时间，反映在眼睛症状进而导致或加重干眼症。所以在遇到这种"邪气盛行"的时期，我们应该尽量少出门，或做好防护措施（如佩戴护目镜）再出门。

还需要特别注意的是，夏季的"空调房"以及冬季的"暖气房"都属于人工营造的干燥环境，这种环境会直接加快眼表的泪液蒸发，久而久之导致或加重干眼症。所以当我们想要享受冷气或者暖气时，一定不要忘记开加湿器，保持室内的湿度在40%~60%。

# 第十三节　中医说黄斑变性

黄斑变性通常是机体衰老引发眼部结构和功能退化的自然结果，随着年龄增长，视网膜组织退化、变薄，引起黄斑功能下降。随着中国人口老龄化的加快，该病发病率有明显的上升趋势，但是多数人对黄斑变性的认识与关注却不够。

## 一、什么是黄斑变性？

眼球壁是由多层结构组成的，视网膜是眼球壁最里面的一层，俗称"眼底"。黄斑则是人眼视网膜中央视觉细胞最集中的部位。黄斑变性是指黄斑区结构发生改变。通常分为年龄相关性黄斑变性及遗传性黄斑变性两种。其中，年龄相关性黄斑变性又可以根据疾病特点分为干性（萎缩性）与湿性（渗出性）两类。

1.年龄相关性（老年性）黄斑变性　本病大多始于50岁上下，年龄越大，发病率越高。患有此病时，通常可能会出现中心视力下降、精细阅读困难、视物变形、旁中心暗点、色觉异常、闪光感、对比敏感度异常、暗适应性差等诸多表现。

2.干性老年性黄斑变性　通常会双眼同时发病，视力下降缓慢。早期时会出现比较性中心暗点，而到了晚期则会使得中心视力严重减退，形成绝对性中心暗点。

3. **湿性老年性黄斑变性**　通常双眼先后发病，视力下降较快。初期时即可感到中心视力明显下降，出现比较性中心暗点；中期时，视力会急剧下降；到晚期以后，视力还会进一步损害。

4. **遗传性黄斑变性**　是一组主要侵犯双眼黄斑部的遗传眼底病变，确切病因不明。

而年龄相关性黄斑变性是最常见的类型。

在中医理论中，根据年龄相关性黄斑变性的症状，将本病归属于"视瞻昏渺""视直如曲"等范畴。视瞻昏渺是指眼外观无异常，中老年人出现的视物昏蒙，日渐加重的眼病，亦名"瞻视昏渺"。临床表现上与《证治准绳·杂病·七窍门》中"谓目内外别无证候，但自视昏眇，蒙昧不清也"相一致，即本病外眼无异常，而视力减退，以致视物模糊不清。

## 二、为什么会发生黄斑变性？

目前从西医角度看，确切的病因尚不清楚。可能与遗传因素、慢性光损害、环境因素、营养代谢障碍、中毒、自由基损伤、炎症免疫学说、心血管及呼吸系统等全身疾病有关。

中医则认为，该病多因脾气虚弱，或饮食不节，脾失健运，不能运化水湿，聚湿生痰，浊气上泛，痰湿郁阻眼底脉络，或年老脾气虚弱、气虚血瘀致视物昏蒙；或年老肝肾亏虚，精血不足、目失濡养或水不涵木，阴虚化火，灼伤眼底脉络，以致神光暗淡；或劳思竭视、心血暗耗或情志不舒，肝气郁结，气滞血瘀，脉络瘀滞或素体气血不足，气不摄血。血溢脉外，积聚成瘀，郁阻眼底脉络以致目昏不明。

因此，病因病机常可归纳为如下几点。

（1）饮食不节，脾失健运，不能运化水湿，浊气上泛于目。

（2）素体阴虚，或劳思竭虑，肝肾阴虚，虚火上炎，灼伤目络致视物昏蒙。

（3）情志内伤，肝失疏泄，肝气犯脾，脾失健运，气机阻滞，血行不畅为瘀，津液凝聚成痰，痰瘀互结，遮蔽神光则视物不清。

（4）年老体弱，肝肾两虚，精血不足，目失濡养，以致神光暗淡。

## 三、如何防治？

中医认为：肝肾脾虚衰为此病之本，痰、瘀、湿、火为标，本病常虚实夹杂，宜标本同治。以补肾益精、健脾益气、化痰散结、活血化瘀、滋阴降火为主要治法，治疗时需标本兼顾，注意脾肾的调理。

在中医辨证论治中，视瞻昏渺常可分为以下几个证型。

1. **气血亏虚证**　常用益气补血、软坚散结之法。中药予以人参养荣汤加减。如有耳鸣，加川牛膝、山茱萸、沙苑子、黄精以滋肾益精气；形寒肢冷、夜尿清长，酌加淫羊藿、肉桂、鹿角胶（烊服）以温阳益肾；黄斑区瘢痕形成，加浙贝母、玄参、鸡内金以软坚散结。

2. **痰瘀互结证**　常用治法为燥湿化痰、软坚散结。中药予以二陈汤加减，方中可加浙贝母、生牡蛎以软坚散结。若面色无华，气短乏力可加党参、砂仁、白术以健脾益气消痰；舌质暗红，有瘀斑选加川芎、赤芍、丹参、茺蔚子等以活血化瘀。

3. **肝肾阴虚证**　常用滋养肝肾、凉血止血之法。中药予以杞菊地黄丸加减，虚火甚则以知柏地黄汤加减。可酌加生蒲黄、墨旱莲、女贞子以滋阴降火、凉血止血；出血多者加生三七粉、藕节、白及、丹参、赤芍以止血化瘀。平时可用枸杞子、菟丝子、五味子等滋补肝肾的中药泡茶饮用，或食用菠菜枸杞猪肝汤、枸杞菊花粥等药膳。

4. 瘀血阻络证　常用活血化瘀、行气消滞之法。中药予以桃红四物汤或血府逐瘀汤加减，可加党参、黄芪、郁金以益气活血；出血久不吸收可加鸡内金、山楂以化瘀散结；渗出明显加浙贝母、夏枯草等以化痰散结消滞。

除中药内服治疗以外，针灸疗法也对老年性黄斑变性有着一定的疗效。通常的选穴包括太阳、球后、睛明、四白、光明、瞳子髎、承泣、养老等，施用合适的针刺手法，对于老年性黄斑变性的治疗能够起到一定的辅助作用，但同样建议到正规医疗机构进行。

## 四、日常如何调护？

1. 宜饮食有节，食宜清淡，多吃新鲜水果、蔬菜，忌食肥腻厚味、辛辣刺激、煎炸炙煿以及生冷之品，戒烟酒，惜目力。

2. 因太阳辐射、可见光均可致黄斑损伤，日光下应戴遮阳帽，雪地、水面应戴滤光镜，以保护眼睛免受光的损害。

3. 一眼已患年龄相关性黄斑变性者，应严格监测其健眼，一旦发现病变应进行系统治疗。

# 第十四节　中医说视网膜静脉阻塞

视网膜静脉阻塞发病率较高，仅次于糖尿病视网膜病变，位居视网膜血管性疾病的第二位，也是常见的致盲性眼底病之一。视网膜静脉阻塞常见于老年人群，近年来，在年轻人群中的发病率不断攀升，备受大家关注。其主要临床表现为视力突然减退，或眼前有黑影飘动，严重者视力可骤降至眼前手动，严重影响生活质量。

## 一、什么是视网膜静脉阻塞？

我们的眼球壁由多层结构组成，视网膜是眼球最里面的一层，也就是我们俗称的"眼底"。视网膜上那些弯弯曲曲的血管，就是视网膜动脉和视网膜静脉，视网膜静脉主要负责视网膜血液的回流，从而给视网膜提供营养和新鲜氧气。视网膜静脉阻塞是指视网膜静脉内血流的急性梗阻，导致视网膜静脉迂曲扩张，造成静脉回流受阻，出现视网膜出血、水肿等，患者会突然感觉视物模糊或视野缺损。

视网膜静脉阻塞在古籍中称"络瘀暴盲"，俗称"眼中风"。络瘀暴盲是因眼底脉络瘀阻，血不循经，溢于络外致视力突然下降的眼病。其临床表现与《证治准绳·杂病·七窍门》中描述的"平日素无他病，外不伤轮廓，内不损瞳神，倏然盲而不见也"相一致，阐明了患者平素眼无疾病，外观端好，内部无损伤，突然出现视力下降甚至失明的情况。

## 二、为什么会发生视网膜静脉阻塞？

本病的病因复杂，可能是多种因素综合作用的结果。研究表明视网膜静脉阻塞的发生与血栓形成和静脉管腔狭窄有关。如高血压、高血脂、糖尿病、肾病、动脉硬化、炎症、血液高黏度和凝集性等人群，容易形成血栓。一旦栓子脱落，随血液流动，到达视网膜静脉这种小静脉后，就造成了阻塞。此外，口服避孕药、眼压增高、情绪激动等也均可以诱发本病。

中医认为本病病位在目系络脉，可涉及视衣、神膏及黄仁等，本病是多种原因致脉络瘀阻，血溢络外而遮蔽神光，与心、肝、脾、肾密切相关。

中医对视网膜静脉阻塞的病因病机的认识可概括为以下三个方面。

1. 情绪抑郁，肝气郁结，肝失条达，气滞不能推动目中血液运行，血溢脉外。

2. 肝肾阴虚，水不涵木，肝阳上亢，气血上逆，血失其道而溢于脉外。

3. 过食肥甘厚味，痰湿内生，痰凝气滞，血行不畅，痰瘀互结，血脉瘀阻，血不循经，血溢脉外。

此外，外伤或手术损伤目络，气血瘀滞，溢于脉外皆可导致该病的发生。

## 三、如何防治？

因本病的基本病机是脉络瘀阻，血不循经，溢于目内；而阻塞是瘀，离经之血亦是瘀，故血瘀是其最突出的病机。治疗时应注意止血勿留瘀，消瘀的同时应避免再出血。并积极治疗全身疾病，消除可能发生本病的潜在因素。中医可以根据不同证型（气滞血瘀证、阴虚阳亢证、痰瘀互结证等）辨证论治进行口服中药治疗。

1. 气滞血瘀证　常用理气解郁、化瘀止血之法，中药予以血府逐瘀汤加减。平时可以用川芎、丹参泡茶饮用，川芎性温，有和血、行气之效，丹参有活血化瘀之效，搭配有清心宁神的绿茶，不仅能改善气滞血瘀，还能静心凝气。或食用山楂、玫瑰花、金橘、桃仁、黑豆等具有疏肝解郁、活血化瘀作用的食物。眼底出血较多，血色紫暗者，加生蒲黄、茜草、三七以化瘀止血；视盘充血水肿，视网膜水肿明显者，为血不利化为水，宜加泽兰、益母草、车前子以活血利水；失眠多梦者，加珍珠母、首乌藤以镇静安神。

2.**阴虚阳亢证**　常用滋阴潜阳之法，中药予以镇肝息风汤加减。平时可以五味子、枸杞子等滋补肝肾的中药泡茶饮用，或用杞菊里脊药膳。潮热口干明显者，可加生地黄、麦冬、知母以滋阴降火；头重脚轻者，宜加入何首乌、石决明以滋阴潜阳。

3.**痰瘀互结证**　常用清热除湿、化瘀通络之法，中药予以桃红四物汤合温胆汤加减。平时可以用竹茹、茯苓、车前草等具有化瘀消痰的中药泡茶饮用，或食用山药薏苡仁莲子粥等药膳。若视网膜水肿、渗出明显者，可加入车前子、益母草、泽兰以活血利水消肿。

除内服中药治疗外，还可选用外治法，如直流电离子导入、玻璃体内注射抗 VEGF 药物、激素治疗、视网膜激光光凝术及玻璃体切割术等。

## 四、日常如何调护？

1. 出血期间应适当休息，减少活动，取半坐卧位。

2. 饮食宜低盐、低脂肪、低胆固醇，以清淡、容易消化的饮食为主。忌辛辣煎炸之物及肥甘厚味腥发之品，戒烟慎酒。

3. 本病有可能出现反复性出血，应坚持长期治疗和观察。当病情反复时，勿急躁、悲观，忌愤怒，心情宜舒畅，积极配合治疗。

4. 注意有无高血压、高脂血症、糖尿病或心脑血管疾病等，消除可能发生本病的潜在因素。

# 第三章
# 不同人群的眼保健

## 第一节　孕妇的眼保健

孕妇在怀孕期间，身体会出现各种妊娠反应，除了大家都很熟悉的恶心呕吐、尿频、腰酸背痛、嗜睡以外，部分孕妇还会出现眼睑水肿、结膜充血、视物模糊等眼部不适症状。这是由于在妊娠期间，孕妇的心血管系统、内分泌系统、血液系统及免疫系统等都会发生变化，从而使眼部出现相应的生理或病理性表现。了解基本生理病理变化，有利于孕妇更加安心度过孕期。

## 一、生理变化

### （一）眼内压逐渐降低

怀孕期间，房水（无色透明液体，可营养和维持眼内压）流动性增高，易排出，眼内压随之降低。若孕妇之前患过青光眼，那么此时随着眼压降低，青光眼症状会有好转，但随着胎儿分娩，房水流动性减弱，眼压随之升高，青光眼原本的症状又可能会复发。原本眼压正常的女性在怀孕后眼压降低可能会导致视网膜丰富的神经末梢受到牵拉或者损伤，从而眼睛有疼痛感。正常眼压可维持角膜的营养供应，眼压降低，则角膜细胞活力下降，易引起眼睛肿胀、眼睛干涩。眼压过低，也可能导致黄斑区变形，视力受损。

## （二）角膜厚度、敏感度以及泪液分泌的变化

**1. 角膜厚度增加**

怀孕期间，结膜小血管收缩痉挛，血液流动性降低，而黄体素分泌增加和电解质不平衡导致角膜有轻度水肿，因此角膜厚度会增加，而且随着怀孕时间延长，角膜厚度不断增加，角膜弧度也会发生改变，则会出现视力下降。因此很多宝妈怀孕期间再佩戴原先的隐形眼镜会有度数不匹配的不适感，此时不用着急丢掉原来的隐形眼镜，可换上框架眼镜或听有声书，减少用眼次数，缓解用眼压力。只需等待一段时间，妊娠过后又能重新佩戴之前的隐形眼镜。妊娠期间角膜变厚情况不需要处理，妊娠后也会慢慢恢复。

**2. 角膜敏感度降低**

由于角膜厚度增加，因此会出现角膜敏感度降低、角膜反射减弱以及角膜保护功能降低的情况。角膜敏感度降低则不易发现角膜的轻微变化，如发炎或感染不易察觉。因此怀孕期间宝妈要更多关注自己身体变化，才能"见微知著"，及时就医。

**3. 泪液分泌质量、数量变化**

怀孕末期，结膜杯状细胞减少，使泪液膜的均匀分布受到破坏，泪

液分泌质量和数量都会降低，这导致泪液中的黏液成分增加，泪液无法正常润滑和保护眼睛。因此很多宝妈在怀孕期间会感觉眼睛干涩、发痒、怕光。这是正常现象，此时应减少电子产品的使用，可以进行局部冷敷，或者使用不含防腐剂的人工泪液滴眼。

## 二、病理变化

### （一）球结膜下出血

孕妇在孕中晚期，腹压会升高，若球结膜比较脆弱则会随之出血，家人们发现宝妈眼睛一片血红，可能会惊慌失措，不知该如何处理，此时家人朋友们应冷静，可能只是球结膜下出血，怀孕过程中，宝妈可能会面临休息不好、饮食不当的情况，或者手指揉眼睛、大力打喷嚏、咳嗽等，因此容易出现结膜血管扩张，进而球结膜出血。这种情况可在72小时内进行冰敷止血以减轻水肿，72小时后可调整为热敷促进血液的吸收，正常情况下两个星期左右人体可完全吸收血液。恢复期间可多食用新鲜蔬菜，适量散步，减少阅读电子产品时间。

### （二）眼底出血

若孕妇患有妊娠性高血压，体内血压持续过高，这可能会让视网膜动脉处于过度紧张状态，引起眼底动脉痉挛现象，对血管壁造成损伤。且血压较高时，颅内压也会相应增高，若颅内压比眼压高，则会发生视盘水肿，对周围血管造成压迫。一直处于血压较高的状态也会让眼底动脉管壁有增生情况，此时血管就会硬化，血管直径也会变细，弹性也会变差，在高压血液的冲击下，则易发生血管破裂，出现眼睛充血状况，临床常考虑为眼底出血，此时孕妇会有视力突然下降，视物遮挡感。家属应该提高警惕，及时去医院就诊以明确诊断，积极治疗。

## （三）如何防治？

孕期妇女为了保证胎儿营养，往往容易大量摄入高热量食物，因此要更加注重营养均衡搭配，以平补药膳为主，如银耳蛋羹、桂圆核桃粥等。呕吐等妊娠反应明显的孕妇可饮用生姜橘皮茶、甘蔗姜汁来缓解。照顾好孕妇的身体，才能更好帮助孕妇孕育胎儿。

**1. 银耳蛋羹**

材料：银耳一把，鸡蛋两个，冰糖适量。

功效：养阴润肺，养颜润肤。

制作流程：将鸡蛋煮熟放置一旁，银耳以及冰糖放入锅内，加水适量，待武火煮沸后放入鸡蛋即可。

**2. 桂圆核桃粥**

材料：桂圆肉 10g，核桃肉 10g，大米 200g。

功效：补脑益智。

制作流程：以上材料一起洗干净，放入适量清水，武火煮沸，文火慢熬即可。

**3. 生姜橘皮茶**

材料：生姜 5g，橘皮 5g，红糖两勺。

功效：温胃化痰，缓解孕吐。

制作流程：生姜、橘皮一起切片，放入清水煮沸后加入红糖。

**4. 甘蔗姜汁（糖尿病患者禁用）**

材料：甘蔗汁 20mL，生姜三片。

功效：可缓解孕妇口干、心烦、呕吐症状。

制作流程：甘蔗汁中加入生姜，清水煮沸后饮用。

此外孕妇还应勤眨目、多运目、热敷目、做眼操、睡足觉。多补充富含维生素 A 的樱桃、梨子、苹果、胡萝卜、猪肝等和富含维生素 C 的橙子、橘子、圣女果等食物。减少隐形眼镜的佩戴。适量散步，和亲人朋友聊天缓解紧张情绪，减少电子产品的使用。

## 第二节 婴幼儿的眼保健

中医学认为，小儿为纯阳之体，生理特点为脏腑娇嫩、形气未充、生机蓬勃、发育迅速，小儿病理特点为发病容易、传变迅速。现代医学认为，小儿的眼睛具有晶状体弹性好、视力易矫正等特点，若日常生活中发现婴幼儿眼睛有所异常，及时处理可减轻后果，因此多了解婴幼儿的眼保健知识，才能更好地帮助祖国的花朵茁壮成长。

### 一、宝宝眼中的世界

表 3-1 即为宝宝眼睛的正视化发育，视力是从一个相对远视状态逐步走向正视的一个过程。那他们眼中的世界到底是什么样的呢？

表 3-1 宝宝视力发育情况

| 年龄 | 1 个月 | 3 个月 | 4 个月 | 6 个月 | 1 周岁 | 3 周岁 | 4 周岁 | 6 周岁 |
|---|---|---|---|---|---|---|---|---|
| 视力 | 光感 | 0.02 | 0.02 | 0.04~0.08 | 0.2 | 0.6 | 0.8 | 1.2 |

### （一）新生儿

刚出生的宝宝的世界，是黑白模糊的，可见范围也只有 30cm 左右

(见图3-1)。用手电筒照射宝宝双眼可见明显的缩瞳反应和闭眼动作。需要注意的是：正因如此，宝宝所在的环境光线要柔和，避免强光刺激，拍照时需要关闭闪光灯，洗澡时避免浴霸强光刺激。

## (二) 2～3个月

2～3个月的宝宝视力可达到0.02，他的小眼睛也开始盯着色彩鲜艳的物品，此时视野的范围也大大增加，小宝宝的眼睛可以随着你手中的物品而转动（见图3-2）。

## (三) 4～6个月

宝宝在4～6个月时，视网膜发育非常迅速，开始有立体视觉，视力也达到0.04～0.08（见图3-3）。此时宝宝会追踪移动的物体，并会开始伸手去抓自己所能看到而又感兴趣的物体，同时也会跟随声音去寻找来源。宝妈宝爸在这段时期可以拿玩具锻炼宝宝看左看右看远看近。

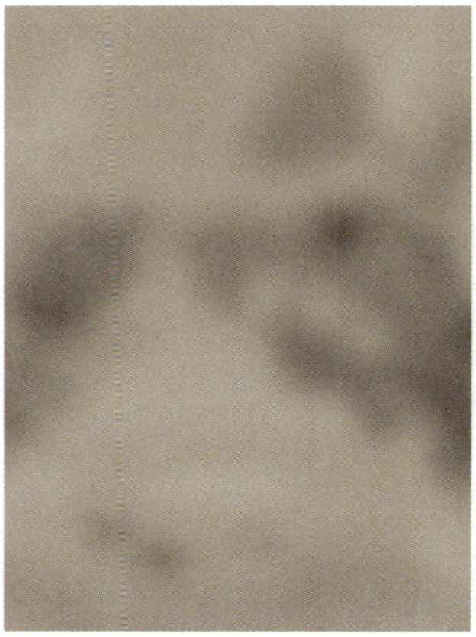

图3-1 刚出生宝宝眼中的世界

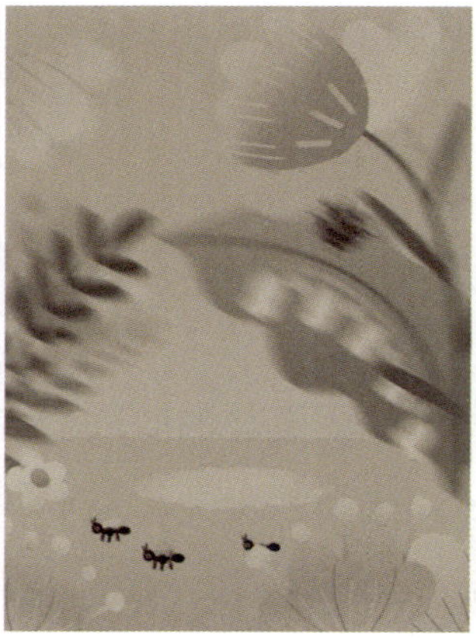

图3-2 2～3个月宝宝眼中的世界

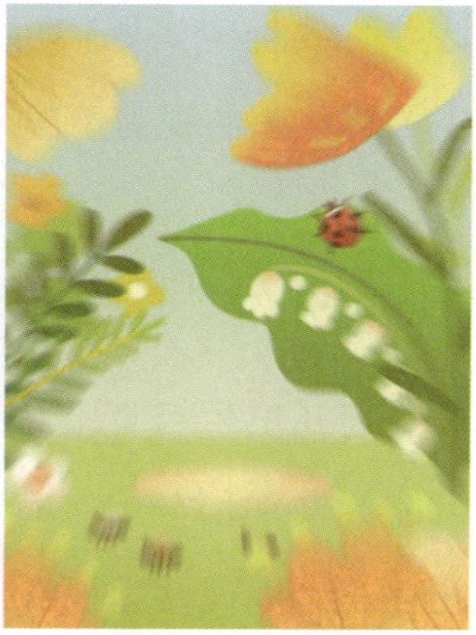

图3-3 4～6个月宝宝眼中的世界

## （四）8~12个月

在这个阶段的宝宝们已经开始能够对准焦点，视觉能力发展得也越来越好，此时宝宝们能够认清自己的爸爸妈妈了。1岁的小宝宝们也开始学走路了，但是由于其重心不稳加之视力只有0.2，极容易磕碰和跌倒，所以需要做好一切防护措施（见图3-4）。

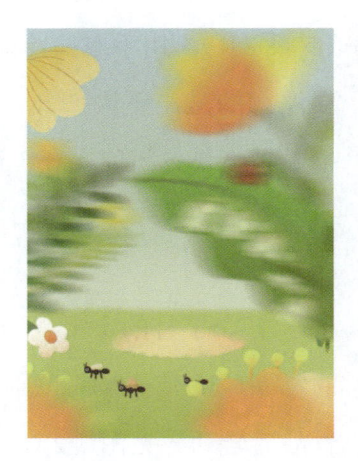

图3-4　8~12个月宝宝眼中的世界

## （五）2~3岁

这个阶段的宝宝们立体视觉功能已经差不多建立好了，由2D世界变成3D世界，视力也可以看到0.6左右（见图3-5）。语言系统的完善，让小家伙们可以说出物品的名称、颜色和形状；手眼协调能力的增强，使小宝宝们可以去选择自己喜爱的东西和搭建积木。这个时候爸爸妈妈们可以选用儿童视力表初步了解孩子的视力情况。

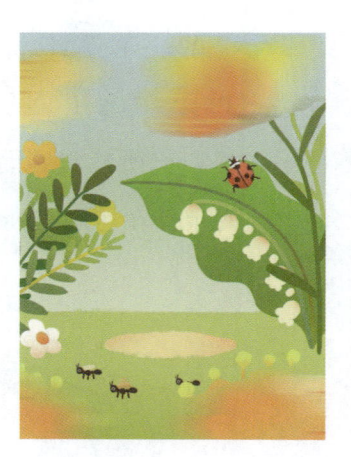

图3-5　2~3岁宝宝眼中的世界

# 二、"斗鸡眼"现象

婴儿出生后直至2岁，甚至更长的时间，经常关注宝宝眼睛的父母可能会发现部分宝宝有"斗鸡眼"现象，此时不必惊慌，这是由于婴幼儿存在"生理性远视"，随着年龄增长，眼轴逐渐增长，远视情况逐渐消失，变为正视，所谓的"斗鸡眼"也就逐渐消失了。且宝宝鼻根较矮，有内眦赘皮，面部较宽，眼睛距离长也会使宝宝的眼睛看起来像是"斗鸡眼"，年龄增加后，宝宝脸部加长，眼睛便会看起来是"正位"现象。若父母对这一现象有点焦虑，可尝试将宝宝喜爱的物体放远一点，引导婴儿向四周看，可减轻这种焦虑。

但需要注意的是，生理性远视导致的"斗鸡眼"要与"斜视"区分开来。斜视是指两眼正视时，一眼视轴指向目标，而另一眼视轴偏向一侧，视轴不能同时注视同一目标。可去正规医院找专业医生判断这两者的区别。因为小儿斜视治疗的关键为早期治疗和坚持治疗。

## 三、远视储备

前面提到宝宝小时候存在"生理性远视"，也就是"远视储备"。远视储备简单来说就是眼调节能力的储备。新生儿眼球较小，眼轴较短，此时双眼处于远视状态，这是生理性远视，也称之为"远视储备"。随着人体的生长发育，眼睛的远视度数逐渐降低而趋于正视。

远视储备是散瞳验光时测出的屈光度数，并不是指视力检查结果，远视储备的参考范围如表 3-2 所示。

表 3-2 远视储备的参考范围

| 年龄 | 生理屈光度 /D |
| --- | --- |
| 3 岁前 | +3.00 |
| 4～5 岁 | +1.50～+2.00 |
| 6～7 岁 | +1.00～+1.50 |
| 8 岁 | +1.00 |
| 9 岁 | +0.75 |
| 10 岁 | +0.50 |
| 11 岁 | +0.25 |
| 12 岁 | 0.00 |

举个简单的例子，如果一个孩子的视力检测为 5.0（即 1.0），散瞳验光的结果是 +0.50D，说明这个孩子有 50 度远视，那么离近视就还有一段发展空间。但是如果散瞳验光的结果为 0.00，说明已经没有远视的余量储备了，再往下发展就是近视了。

所以为孩子保留合适的远视储备非常重要。保护好孩子的远视储备是预防近视十分重要的一环。当然，远视储备量并不是越多越好，如果远视储备过多，超出自身调节能力范围，这种状况就有可能影响儿童视力正常发育，从而导致弱视。

## 四、环境因素

为了宝宝的眼健康，家长应帮助孩子建立良好的用眼习惯，优化视觉环境，减少电子产品阅读时间，多食有利于视力保健的食物，坚持正确的读写姿势。阅读婴儿读物时应该注意，印刷品纸张不宜太白或者太暗，应该以柔和色调为主，可使用淡黄、淡绿色纸张，黑字印刷的读物，既可以保证高亮度对比率，有利于宝宝阅读，又避免了强光下白纸反光对婴幼儿的刺激引起眩目。若阅读盗版书籍，纸张粗糙晦暗，亮度对比率低，字体太小，印刷模糊，行距太近，孩子在阅读时就会不自觉靠近书本，缩短阅读距离，从而早早形成近视。

## 五、营养因素

宝宝处于生长发育期，对钙的需求量比成人要多，且钙是眼球壁巩膜的主要组成部分，如果缺钙，不仅影响骨骼肌发育，也会导致眼球壁巩膜结构坚韧性降低，一旦坚韧性降低，则眼球壁巩膜对眼肌所施加的压力的抵抗就弱，从而使眼球直径容易被拉长形成近视眼。因此宝宝可以多食用富含钙的食物，如豆类、虾、黑芝麻等。若想预防夜盲症，也可多食富含维生素A的食物，如动物肝脏、胡萝卜、番茄、大枣等。若想营养眼视觉神经，可多食用富含维生素B的食物，如瘦肉、小麦、糙米等。维生素C是组成眼球晶状体的成分之一，可减弱光线与氧气对晶状体的损害，为使晶状体更加清亮，预防晶状体混浊或者早发性白内障，可以多食富含维生素C的食物，如柠檬、猕猴桃、橙子等。锌参与人体内维生素A的代谢与运输，可维持视网膜正常组织状态，保护正常视功能，故可多食富含锌的食物，如花生、茄子、萝卜、松子、核桃等。

### 六、中医对婴幼儿的眼保健建议

传统医学认为，小儿脏腑娇嫩，形气未充，生机蓬勃，发育迅速。故小儿食用之品应该轻巧活泼，不可重浊呆滞，应注意"寒不伤阳，热不伤阴，补不碍邪，泻不伤正"。平时也可通过按摩疏通经络、调和气血、缓解眼部疲劳，如挤捏睛明穴（用拇指和食指捏住小儿睛明穴以适当力度挤压三十次），按揉太阳穴（用拇指指腹按揉小儿太阳穴五十次），点按承泣穴（用拇指指腹点按小儿承泣穴五十次），轻推眼眶（用拇指指腹由内到外，自上而下轻推小儿眼眶五十次），揉捏项部（按摩者一手扶小儿头部，另一手揉捏小儿项部五十次）。

## 第三节　学龄前儿童的眼保健

0～6岁是儿童眼睛和视觉功能发育的关键时期，学龄前的视觉发育情况很可能决定着孩子一生的视觉质量。学龄前儿童的眼部异常与成年人，哪怕是青少年都有极大的不一样；学龄前儿童的眼病其实并不罕见，但家长往往对此认识不够，缺乏眼保健知识，易忽视孩子的眼部异常；相较于成年人或者青少年，学龄前儿童不善于表达，使得眼病存在很强的隐蔽性。

## 一、早产儿视网膜病变

本病必须通过筛查才能及时发现，若发现较晚，错过最佳治疗时期可致盲。对于出生体重小于 2000g 的低体重儿与出生胎龄小于 32 周的早产儿，应在出生后 4 至 6 周到有筛查能力的医疗机构检查。

## 二、先天性白内障

本病占新生儿致盲眼病的 30%，有的白内障表现为瞳孔区发白，有的混浊区靠后则眼外观无异常，要通过专业眼科设备检查才能发现。

## 三、先天性上睑下垂

先天性上睑下垂的孩子，一般睁眼比较晚，在出生后几天或者几周都不能睁大眼睛。中重度上睑下垂一般都需要手术治疗。病变程度决定手术时间，一般以 3 岁之后手术为宜。严重的单侧上睑下垂或者双侧上睑下垂，如果遮盖瞳孔，为避免弱视，应尽早就医。

## 四、屈光不正

儿童屈光不正可通过视力检查和屈光筛查发现，确诊需要进行散瞳验光，常用佩戴眼镜的方式进行矫正。

## 五、弱视

在视觉发育期由于各种原因引起的单眼或双眼视力发育障碍，导致戴眼镜的视力也不能达到正常水平。常见原因有斜视、高度远视、近视和散光、屈光参差或先天性白内障、上睑下垂等。大部分弱视可以治愈，年龄越小，治疗效果越好，6岁之后较难治疗。弱视的治疗方法主要有遮盖法、后像疗法、视觉刺激疗法、红色滤光片疗法、压抑疗法以及药物疗法。而遮盖法是矫正弱视最有效的方法，即通过遮盖健康眼睛（洗脸或睡觉时可去除遮盖），让小儿用弱视眼进行视力工作，如阅读、写字、系鞋带等，遮盖得越彻底，弱视眼视力恢复的就越彻底。弱视治疗纠正后，仍需巩固治疗半年到一年。小儿弱视一般不易被发现，常在入园、入学时体检或患其他眼病去医院检查时才偶然被发现，故预防小儿弱视最好的方法就是定期去医院检查视力。

## 六、斜视

指一眼注视目标时，另一眼视轴偏离目标。斜视除了影响美观外，还会导致弱视及立体视觉不同程度的丧失，要及早治疗。斜视的治疗方法有佩戴眼镜和手术治疗等，具体治疗方法要根据斜视类型而定，早期治疗可以在矫正眼位、恢复外观的基础上促进视力发育和双眼视觉功能建立。

## 七、日常干预

父母干预是学龄前儿童眼保健的关键一环，那么到底应该如何做呢？

## （一）日常关注

家长在日常生活中要注意观察和识别儿童眼部疾病的危险信号，出现以下情况应当及时就医。

1. 眼红、持续流泪、分泌物多，可疑为结膜炎或新生儿泪囊炎。

2. 若发现孩子瞳孔区发白应当引起高度警示，提示可疑先天性白内障、视网膜母细胞瘤等眼底疾病，一定要尽早去眼科检查。

3. 不能追视❶、视物距离过近、眯眼、频繁揉眼、畏光或双眼大小明显不一致，提示可疑视力异常或眼病。

4. 眼位偏斜、总是歪头视物，提示可疑斜视。眼球震颤，即双眼球不自主地有节律的转动，提示可疑视力较差，应及早就诊。

此外，家长应提升健康认知，相信科学，排除误区，与幼托机构配合，重视儿童视力保护工作。

孩子的许多眼部异常发病隐匿，家长难以观察发现，所以要定期安排体检，配合视力普查，用客观的方式尽早发现并矫正孩子的眼部问题，家长们切不可心存侥幸。

## （二）中医保健

在中医的观点中，儿童体质具有"三不足、二有余"的特点，其中"三不足"指：小儿脾常不足；肺常不足；肾常虚。

孩子脾胃发育还未完善，加之小儿饮食不知自节，某些家长缺乏育儿知识，导致喂养不当、冷暖不能调节、疾病发生及用药不当，易于损伤脾胃。脾主运化，输精微营养于目，脾虚对视觉功能发育会产生很大影响。因此，家长要注重孩子均衡膳食，纠正偏食挑食，调理脾胃健康，

---

❶ 追视：是指眼睛观察和追踪物体的能力。体现孩子视觉集中的能力。

合理摄入一些富含维生素 C、维生素 A、叶黄素、花青素、DHA 等营养成分的食物，如葡萄、蓝莓、海鱼、蛋黄、胡萝卜等，可促进孩子眼部功能完整，预防夜盲、视力疲劳等症状。

小儿肺脏娇嫩不足、卫外功能未固，对环境气候变化的适应能力以及被外感邪毒侵袭后的抗御能力均较差，加之可能有揉眼睛的坏习惯，学龄前儿童要注意预防"红眼病"——急性结膜炎。家长要教育孩子从小注意个人卫生，不要揉眼睛，同时要提高儿童在流行病高发期的防范意识，谨防传染。

小儿"气血未充，肾气未固"，眼之能视，凭借于气血与肾精。中医认为久视伤血，长时间用眼会导致眼睛干涩，视力下降，在生活中要减少孩子持续近距离用眼时间，避免不良的读写习惯。不在走路时、吃饭时、卧床时、晃动的车厢内、光线暗弱或阳光直射等情况下看书、写字，每次持续近距离用眼时间不宜过长，二十分钟左右要停下来休息一下眼睛，可以远眺 5～10 分钟。此外，要密切关注孩子生长发育情况，警惕早熟与发育迟缓，定期体检与筛查，保证睡眠时间，关注孩子眼部健康情况。呼吁家长控制孩子的电子设备使用时间，多到户外活动接触阳光，促进眼内多巴胺释放，从而抑制眼轴变长，预防和控制近视过早发生，3～6 岁儿童最好每日户外活动 2 小时以上，尽可能"目"浴阳光。

另外，要避免儿童携带尖锐物品追逐打闹，以防扑跌造成眼部外伤。

在眼球和视觉发育的过程中，常会遇到内在或外来的干扰，影响正常发育，甚至造成不可挽回的视力损害。因此，一定要呵护好儿童的眼睛，做到儿童眼病早发现、早诊断、早干预、早治疗，让每一个孩子都拥有一个光明的未来。

# 第四节　学龄儿童与青少年的眼保健

学龄儿童及青少年处于从儿童向成人过渡的时期，本阶段的孩子体格生长迅速，要注重营养与发育状况。同时，本年龄阶段的孩子最繁重的任务是学习，用眼负担大，更应注重眼部健康。

这一阶段的青少年常见的眼部疾患有：近视、远视、散光、弱视、通睛（共同性内斜视）、目偏、干眼症、针眼（睑腺炎）等。

近视、远视、散光等可统称为屈光不正，是本阶段青少年最为常见的眼病，这些疾患严重影响学龄儿童及青少年的视力正常发育，阻碍着孩子的学习生活。

其中，近视是儿童及青少年视力不良的主要原因，预防儿童及青少年近视的发生和发展，对于中国人群未来的视觉健康至关重要，近视及其并发症，如视网膜脱离、黄斑变性、脉络膜新生血管等，会导致不可逆视力损伤甚至致盲。当孩子看不清、歪头或眯眼视物时，一定要尽早前往医院眼科进行专业的视力、验光、散瞳等检查，在医生指导下矫正视力，控制病情发展。

通睛（共同性内斜视）分为调节性与非调节性两类。前者多见于青少年，多为远视弱视，眼过度调节引起集合力过强所致；后者原因较为复杂，与眼外肌发育异常、集合力过强、分散力过弱、融合功能不良等有关。斜视影响立体视觉，还会影响面容美观，给孩子带来心理阴影，发现症状时应尽早去正规医院寻求眼科医生的科学诊断治疗，屈光不正者及时佩戴适度眼镜，保守治疗仍不能完全矫正眼位者须手术治疗。

同时，高度近视迁延不治会引发严重并发症，斜视可由屈光不正迁延发展而来。这类例子也告诫我们，青少年的眼部健康要及时关注，尽早干预，避免在发育生长的黄金时期留下可能影响一生的遗憾。

在中医的观点看来，学龄期与青春期的孩子生理特点紧密围绕着"肾气盛、天癸至、阴阳和"等关键词。青少年的形体、精神、脏腑、气血等由不稳定趋向成熟，这一阶段应由家长与学校配合做好保健和预防工作，保证营养充足的睡眠，加强体育锻炼，保护视力，注意身心健康。

久视伤血，津液干涸则眼失润养、目倦干涩等症状随之而来。青少年学习任务繁重，长时间用眼难以避免，此时应该保证营养供给充足，使气血旺盛不至耗伤，建议平时适当食用动物肝脏，多吃黄色绿色蔬菜水果等；多饮水，喝枸杞菊花茶，有养肝明目的功效，有需要可适当使用无防腐剂的人工泪液滴眼液。

无纸化学习浪潮下，长时间注视电子屏幕对眼睛损伤不可忽视，最好选购有护眼防蓝光功能的设备，久坐学习保持良好坐姿，有意识地多起身活动，一次用眼20～40分钟，就该休息一下，远眺，看看绿色植物，放松调节眼部，防止眼疲劳和干燥。

青少年肾气充盈，发育高峰来临，而一天之中，人体生长速度最快的时期正是在夜间睡眠阶段。有规律的睡眠可保证正常昼夜节律和青少年的生长发育，睡眠不足可能通过干扰眼节律对眼睛产生负面影响。

眼保健操是基于一定中医理论指导的眼健康干预措施。学校应加强对眼保健操的宣传、监督、管理，同时减轻学业负担，增加户外活动时间，积极预防近视，保护学龄儿童青少年的视力。学龄儿童及青少年自己也应端正态度，提高眼保健操频率（每天2次及以上），并规范做法（了解穴位准确位置，做眼保健操保持手部清洁，点穴准确，时长与速度适当等）。

在发育高峰期，更要注重体育锻炼。户外活动时间已经被证明是延迟近视发病的最强环境因素，缺乏户外活动与长时间近距离用眼对青少年眼健康危害重大。做操不积极、体育活动能逃就逃、跑操颠簸看书等行为，看似挤出时间学习，实质上因小失大，身体素质下降，眼健康受损，得不偿失。可以多打羽毛球，眼睛会随着快速运动的物体转动，起到一定的调节运动作用。

此外，要相信科学，不迷信，多多了解医学科普，避免诸如"孩子对眼长大了就好了""眼镜度数越戴越高""近视配眼镜去眼镜店验下光就好了"等误区，定期筛查视力，发现异常时要尽早前往专业的医院眼科诊断检查，遵循医嘱进行干预矫治，才能避免终生的遗憾。

## 第五节　高度近视人群的眼保健

### 一、什么是高度近视？

在认识高度近视以前，首先要了解什么是近视。近视是指人眼在调节放松状态时，外界平行光线经眼球屈光系统后聚焦在视网膜之前，这种屈光状态称为近视。而在此基础上，近视根据度数分类可分为：轻度近视、中度近视、高度近视。其中，轻度近视一般指患者近视度数在 –3.00D 以下；中度近视一般指患者近视度数在 –3.00D～–6.00D；高度近视一般指患者近视度数在 –6.00D 以上。

### 二、形成高度近视的原因是什么？

高度近视的形成原因主要受遗传因素和后天因素（环境因素、生活习惯）综合影响。在遗传因素方面，如父母双方有一方为高度近视患者，诱发孩子近视的概率为40%～60%；如父母双方均为高度近视患者，那么孩子近视的概率更大，携带高度近视基因的孩子在后天发育过程中形成高度近视的概率更大。在后天因素方面，包括了环境因素与生活习惯等。

由于现代社会电子产品的普及使用，电子产品产生的高辐射能够穿透角膜及晶状体直达视网膜，从而引起视网膜色素上皮细胞的萎缩甚至死亡，对视力带来极大的危害。还有很普遍的一种现象，即长时间的近距离工作与用眼，当我们看近时，睫状肌收缩，晶状体悬韧带松弛，晶状体变凸，可以想象成古代的弓被拉紧的状态；而当我们看远时，睫状肌松弛，晶状体悬韧带保持一定张力，但晶状体形状相对扁平，就好比弓没有在拉紧使用的状态。所以这就是为什么我们在长时间近距离用眼后，如果不及时通过远眺等方式放松眼睛，就容易出现视疲劳以及调节问题，会加快近视的发展。

## 三、为什么要重视高度近视？

我国是一个典型的高度近视高发国家，逐年呈现出年轻化趋势。大多数人对高度近视的认知还停留在"只是近视度数高一点"的阶段，但实际上高度近视与低度近视的区别远不止近视度数上的差异。高度近视不仅仅是眼部屈光问题，随着近视度数增加，眼轴不断变长，造成视网膜黄斑部病变，导致视力损伤。此时并非单靠佩戴一副眼镜就能解决视力问题，而且这些眼底病变很可能会影响视功能。最新研究显示，高度近视造成的永久性视力损伤，甚至失明，目前已成为我国第二大致盲原因。

高度近视常见的并发症有视网膜脱离、黄斑部病变、豹纹状眼底、玻璃体液化变性、后巩膜葡萄肿、青光眼、早发性白内障、斜视、弱视等，这些并发症是高度近视造成不可逆转的视力损伤和致盲性的主要原因。因此我们在近视防控的工作中，最为重要的就是预防近视发展为高度近视，从而避免高度近视可能诱发的并发症，对视力造成不可逆转的损伤。

## 四、高度近视的预防与日常眼保健

近视防控有诸多方法，效果因人而异，要选择最适合自身的方法进行有效防控。目前公认的有以下几种。

### 1. 佩戴框架眼镜

如果已发展为近视，验配一副度数准确、佩戴舒适的框架眼镜可以有效控制近视发展，通过眼镜的光学矫正获得良好的视功能效果，从而防止发展为高度近视。需要注意的是，配镜一定要去专业的眼科医院或者机构，不可低矫或过矫，且即便度数没有增长，眼镜也是需要定期更换的，不正确的戴镜方式一样会导致度数增加。

### 2. 角膜塑形镜

角膜塑形镜是通过佩戴特殊设计的硬性透气性接触镜，逐步使角膜的弧度变平，从而降低近视度数，来达到可逆性非手术提高裸眼视力的物理矫正治疗方法。并且研究显示，高度近视患者佩戴角膜塑形镜对控制近视和眼轴增长的效果明显，是高度近视患者控制近视发展的一种有效方式。

### 3. 药物治疗

目前比较公认的是低浓度阿托品眼药水，低浓度阿托品作为 M 型胆碱受体抑制剂类药物，已被医学研究证实可以有效延缓近视的进展。但切记不可私自使用，需在眼科医生的专业指导下进行。

**4. 中医辨证治疗**

大量临床数据显示，正确进行中医辨证论治，通过内服汤药加针灸、按摩等中医特色治疗，也可以达到防控近视的效果。

大部分人在成年以后近视度数趋于稳定，但部分高度近视患者度数可能还会增加。也有很多人觉得可以通过近视屈光手术、ICL晶状体植入手术等方法来取得良好的视觉改善效果，但即便通过近视手术的方法获得正常的视力，高度近视造成的眼底病变以及高风险性也不会消失。因此除了定期复查随访观察眼底情况，高度近视人群的日常眼保健也尤为重要。

**5. 充足的户外活动时间（略）**

**6. 高度近视人群应保持心情舒畅（略）**

**7. 高度近视人群应避免剧烈运动（略）**

高度近视人群眼底较为脆弱，剧烈运动、头部震动以及重体力劳动都可能增加视网膜脱落等眼病风险。例如拳击、跳伞、打球、蹦极、跳水等运动项目应尽量避免参与，防止猛烈冲撞或震动对眼部的影响，应尽量选择慢走、游泳等缓和的运动方式。

**8. 高度近视人群更应注意劳逸结合**

**9. 高度近视人群的饮食建议**

无论是高度近视人群还是普通人群，对糖过多的摄入，都会加快钙的流失，使巩膜的弹性减弱，稳定性降低，而肉、蛋、奶、维生素A和胡萝卜素等和重要元素的摄入可以加强巩膜的坚韧性，有效预防和控制近视发展。同样宜多进食维生素 B、维生素 C、维生素 D、维生素 E 含量较高的新鲜蔬菜水果，以及含矿物质丰富的各类干果、海鲜制品等，可以适当补充叶黄素，增强黄斑功能，为眼部健康提供营养保障。

### 10. 高度近视人群应定期进行眼部检查

高度近视人群应尽早建立眼健康档案，定期（每半年或一年）到眼科进行眼底检查，如眼部有不适，应及时到医院就诊复查，防患于未然。高度近视人群的长期坚持，配合医生积极治疗，是防治视力损害的关键。

### 11. 高度近视人群应谨慎献血

由于高度近视人群眼底情况复杂，在较短的时间里失去数百毫升的血液可能会导致视网膜供血供氧量不足、血压波动等，严重者可能出现视网膜裂孔甚至视网膜脱落等情况。因此没有特殊紧急情况，高度近视人群应尽量避免献血。

### 12. 高度近视人群可常饮中药茶饮进行眼保健

中医药历史悠久，作用广泛，在眼科疾病中，中药茶饮可以发挥一定的辅助作用。例如菊花茶具有清热明目、解毒消肿的功效，适用于眼睛疲劳、干涩等症状。控压明目茶、决明子绿茶、熟地菊花饮、四子饮、夏枯草茶等中药茶饮也都可以通过内服的方式为眼睛提供营养物质，调理眼部气血运行，从而起到预防和改善眼部不适的作用。

# 第六节　中老年人的眼保健

中医认为人们随着年龄的增长，肝肾渐渐亏虚，精血不足，目失濡养，患上各种眼部疾病的风险也逐步增加，白内障、青光眼、视网膜病变、老花眼、黄斑变性等已经成为危害中老年健康的老年性眼病。

# 一、中老年人常见眼病

## （一）屈光不正

中老年的屈光不正又被称为"老视""老花眼"，随着年龄增长，晶状体逐渐硬化，睫状肌功能降低，眼的调节能力下降，一般在40～45岁开始出现阅读、近距离工作困难。中医认为此病多因中老年人肝肾不足，阴精不能收敛，目失濡养则目中光华无法收敛视近，表现为需要将目标放得远一些才能看得清，阅读需要更强的照明度，易串行甚至会出现眼胀、流泪、头痛等视疲劳症状。

## （二）干眼症

干眼症是由多种因素导致的眼睛干涩不适。中医认为中老年人年老体衰，气虚津亏，精血不足，目失濡养，若久留于干燥之地，或用目过度，或平素情志不舒，郁火内生，灼伤津液，或炎症治疗不彻底，余热未清，则容易出现此病。干眼症常表现为双眼干涩、痒感、异物感、烧灼感、畏光、分泌物黏稠、视物模糊、视力波动等，严重者眼睛会红肿充血。

## （三）慢性结膜炎

慢性结膜炎，即结膜炎超过三周，表现为结膜的充血，结膜的分泌物以及睑结膜的乳头增生，中医认为此病多由风热外邪或疫疠之气引起，若中老年人肺阴亏虚、肺气不足，又失于调治，迁延不愈，就会形成慢性结膜炎，此病表现为眼睛异物感、烧灼感、痒感和畏光、流泪等症状。

## （四）飞蚊症

飞蚊症，指自觉眼前有云雾或蚊蝇样物，或为黑色，或为红色，尤其看白色明亮背景时更为明显，有时还伴有"闪光感"。中医认为此病形成多因中老年人肝肾亏损，气血亏虚，目窍失养，若湿热浊气上泛，目中清纯之气被扰；或气滞血瘀，血溢络外，滞于神膏。

## （五）白内障

白内障是指晶状体的混浊，随着年龄的增加，晶状体的代谢出现紊乱，导致晶状体发生混浊。中医认为中老年人年老体弱，肝肾不足，精血亏损，脾虚气弱，运化失健，不能滋养晶珠而混浊；若阴血不足，虚热内生，上灼晶珠，或水湿内生，上泛晶珠也可导致混浊。白内障表现为视物模糊，怕光，看到物体颜色较暗或呈黄色等症状。随着病情发展，视力缓慢下降，病程越长，视力下降越明显。

## （六）青光眼

青光眼多为由眼压升高导致的视神经萎缩和视野缺损。中医认为此病多由肝肾亏虚，目窍失养，或命门火衰，不能温运脾阳，痰湿流窜目中脉络所致，若遇邪热内犯，肝胆火盛，风火上攻头目或情志过激，气郁化火，痰火郁结，则此病可急性发作。青光眼早期可能在傍晚时间突感雾视、虹视，可伴有颞部的疼痛或同侧鼻根部的酸胀感。急性发作期表现为剧烈头痛、眼痛、畏光、流泪、视力严重减退，伴有恶心呕吐等。

## （七）黄斑变性

年龄相关性黄斑变性多在50岁以上发病。表现为双眼视力逐渐减退，伴有视物变形或患者视力突然下降，视物出现中央暗点等。中医认为此病是由于中老年人年老体弱，肝肾两虚，脾失健运，精血不足，目失濡养，若气机阻滞，血行不畅，痰瘀互结；或虚火上炎，灼伤目络所致。

### （八）糖尿病视网膜病变

糖尿病视网膜病变，即由于糖尿病引起的视网膜损害，中医认为此病多因中老年人气阴两亏，目失所养所致。若糖尿病病久伤阴，阴虚血燥，脉络瘀阻，或脾气亏虚，痰湿内生，上蒙清窍，则可导致此病。糖尿病视网膜病变早期可无自觉症状，随病情加重，可出现视力减退、眼前有黑影飞动及视物变形等，严重者可视力丧失。

## 二、中老年人平时护眼应该注意什么？

### 1. 创造一个适合眼睛保健的环境

保持一定的湿度，避免阳光直接刺激，提供远眺的机会，避免异物对眼睛的损伤。

### 2. 保持良好的阅读习惯

阅读时光线要充足，避免长时间看手机、电脑、电视，避免长时间的阅读，这样可以减轻眼睛负担。

### 3. 保持良好的身心健康

每天保持充足的睡眠，适当进行户外运动，吸烟和饮酒对眼睛健康有害，会增加患上眼部疾病的风险，中老年人应尽量避免吸烟和过量饮酒，保持积极乐观的生活态度。

### 4. 正确使用眼药水

在用眼药水时应先清洗双手，平卧，打开眼药水后第一滴眼药水先不要使用，用第一滴眼药水把瓶口可能存在的污染物给冲洗掉。然后用手指拉开下眼睑，眼睛往上看，把眼药水滴在下眼睑的沟槽里面，不应将眼药水直接点在黑眼珠上。

### 5. 注意眼部卫生，保持眼部清洁

尽量避免揉眼，避免用手帕擦眼睛，从而减少眼部细菌、病毒感染的概率，如眼部出现炎症，应及时治疗。

### 6. 定期进行眼科检查

建议年龄在 40 岁以上的人群，应定期进行眼科检查，并及时治疗内科疾病，动脉硬化、高血压和糖尿病等病都会影响视网膜，严重的可致失明。因此有这些内科疾病的老人应及时治疗，以免因病情变化而影响眼睛。

### 7. 按摩面部的穴位

按摩眼部周围穴位，使眼内气血通畅，改善神经营养，同时人体五脏六腑的许多经脉都经过面部和眼睛，每次按摩几分钟，每天数次，持之以恒，不仅对眼睛有保健作用，对整个人体的健康也有益处。

### 8. 注意营养，多食用一些对眼睛有益的食物

如核桃、芝麻、瘦肉、鱼、蛋、牛奶、肝脏、胡萝卜、菠菜、南瓜、桂圆、荔枝等，同时应多摄入维生素 A 和维生素 C 等。

## 三、中老年人的中医护眼保健

目为宗脉之所聚，脏腑之精气通过经络上滋于目而视物精明。根据

眼与脏腑经络的关系，辨证选穴，通过针刺、艾灸、推拿等刺激穴位，以疏通经络、调和阴阳、扶正祛邪，从而达到治疗眼病和眼部保健的目的。

1. 艾灸疗法

灸法通过对穴位、经络的温热刺激，起到温经通络、调和气血、扶正祛邪、防病治病的作用。对近视、弱视、干眼症、目倦、眉棱骨痛、风牵偏视、高风内障等均有治疗作用。（艾灸经络穴位，禁止直接灸眼。）

2. 耳针疗法

耳针疗法是用毫针或环针在耳穴或耳部压痛点进行针刺，以治疗疾病的方法。常用耳穴有耳尖、肝、心、肾上腺、目1、目2、眼穴。可治疗迎风流泪、瞳神紧小、绿风内障、青风内障、视瞻昏渺、高风内障、近视等。

3. 推拿疗法

眼科推拿疗法是以推拿手法作用于眼周相关穴位或机体部位以治疗眼病、缓解眼部不适或保健眼睛的治疗方法，亦称按摩疗法。推拿、按摩可使眼部经络通畅、营卫调和、气血流畅，达到化瘀行气、止痛消胀、扶正散邪等目的。常用于治疗眼部气滞血瘀所导致的各种病症，并适宜缓解眼部疲劳，亦可用于明目保健。

4. 刮痧疗法

眼科刮痧疗法是将刮痧法用于治疗眼病的方法。刮痧具有散风清热、祛邪活血等作用，常用于治疗风邪袭表诸证。刮痧部位为背部脊柱两侧、额头、上肢内侧的肘内腕内、下肢的腘窝部等。

# 第四章

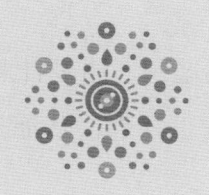

# 生活饮食营养与眼保健

## 第一节　如何正确用眼

### 一、正确用眼

#### 1. 保持正确读写姿势

青少年、儿童的眼球属于发育阶段，较容易因为用眼姿势、方法不正确，导致近视。用眼时，与观看的事物要保持一定的距离。保持头部、颈部和身体的自然姿势，将视线放在与屏幕或书本等工作距离适当的位置，同时保持阅读材料与眼睛的距离不小于30厘米。

#### 2. 增加户外活动时间

近视通常出现在8岁至15岁之间，但眼睛的发育直到18岁左右才结束，在此之前，充足的日光可以抑制近视发展。增加阳光下户外活动时间，每天2小时以上，课间可以透过窗户远眺，看看6米以外的地方，持续20～30秒或者更长的时间，放松一下紧张的眼部肌肉。

### 3. 科学规范使用电子产品

人与设备的距离 0.7～1 米最佳，显示器放在水平视线往下 10°～15°。日本眼科医师协会建议，为防止眼睛疲劳，用眼 1 个小时需要休息 5～10 分钟，玩电子游戏等尽量不要持续 40 分钟以上。初中生和高中生使用电子产品时建议每 30 分钟就暂停一下以舒缓眼部疲劳，小学生是 20 分钟，幼儿园的小朋友尽量不要看电子屏幕。

### 4. 环境灯光适宜

学习时要注意光线适中，光线比较亮时对近视的防控效果会更好，但是光线太亮，特别是蓝色光源，又会影响眼睛黄斑的功能，所以建议避免过亮或过暗的环境，在晚上使用电脑时要开背景灯，确保光线适宜。

### 5. 适当放松眼部

正确地做改良版眼保健操，对缓解视疲劳有一定的帮助。可以每天做 1～2 次，按摩眼部穴位，就像我们按摩放松一样，会给眼部带来舒适感。

### 6. 重视眼睛问题并及时防护

低度数的屈光不正往往是导致视疲劳的原因之一。眼睛在刚有近视时视物会很吃力，正常视物看不清，使劲眯眼，好像也能蒙对，于是眼睛时时刻刻紧绷着，睫状肌紧张，导致视疲劳，眼睛陷入恶性循环越用越累。所以一旦看不清，应该尽早检查视力、矫正视力。

## 二、正确护眼

### 1. 熨目

每天起床后或临睡前，先闭目，同时双手掌相互揉搓，等到手掌发热发烫，立刻将双手掌敷在双眼上。待热感不明显时，再如法重试一次，每日如此循环14次。此法有通经活络、改善血液循环的作用。

### 2. 运目

自然站于窗前3米外，双眼依次注视四个窗角，顺时针方向，逆时针方向反复交替，共反复7～14次，此法可以舒筋活络、改善视力。

### 3. 浴目

每天用热毛巾熏浴双眼，每次10分钟。还可将竹叶之类的中药煎水，趁热敷眼，长时间坚持，可清热、消炎、明目。

### 4. 养目

平时要注意饮食的选择和搭配，如粗细粮搭配、荤素菜搭配等。另外要多吃蔬菜、水果，注意维生素和微量元素的补充，适当吃些海带、胡萝卜、芹菜、动物肝脏等。

### 5. 饮茶明目

枸杞子、菊花、决明子等都对视力健康有很大的帮助，特别是长时间面对电脑的人群等。常喝菊花茶能起到清心明目的效果，枸杞子清肝明目，对保护视力也有很大好处。饮茶能防止视力衰退和恢复视力。

## 第二节　对眼睛有害的不良习惯

我们每个人都知道应该要保护眼部健康，但实际上很多人日常生活中的行为习惯不知不觉损害了眼部健康。下面将为大家普及到底有哪些不良的用眼习惯，以及它们对眼部的危害，我们如何去纠正。

# 一、不良生活习惯

## （一）随意揉搓眼睛

很多人在眼部不适、有异物，刚睡醒等情况下，会不由自主地揉搓眼睛，可能会使人产生一种缓解不适的错觉，但其实这样的习惯会给眼睛带来不利影响。

1.容易导致眼部感染及炎症　手上有大量细菌、病毒等微生物，一旦我们经常用手揉搓眼睛，就会给这些病原体可乘之机，导致眼部感染或诱发过敏性结膜炎、麦粒肿（针眼）等眼部疾病。

2.破坏角膜产生散光　当我们用外力揉搓眼睛时，同样也会摩擦眼表角膜组织，长时间外力的机械力会造成角膜表面曲率和弧度的改变，从而产生散光，严重者还会形成圆锥角膜，对视力影响极大。

3.容易导致眼部皮肤松弛衰老　长时间揉搓眼睛不仅会伤害眼球，还会使眼周肌肤松弛，加速眼部皮肤衰老。

4.可能会导致黑眼圈　当揉搓眼睛力度过大时，可能会导致眼内细小血管破裂，引起眼部充血，血液流向周围组织，最终导致黑眼圈的形成。

因此，我们要戒除随意揉搓眼睛的习惯，如眼部不适及时就医。

## （二）经常熬夜，长时间用眼

熬夜的危害大家可能都亲身体会过，但你知道熬夜对眼睛的危害其实也很大吗？首先，熬夜会降低人体免疫力，使人体处于亚健康状态，这样会使眼部更容易受到外界病原体的侵袭，从而导致结膜炎等眼部疾病；其次，熬夜长时间用眼，使眼部肌肉长期处于紧张状态，很容易造成视疲劳、眼干、眼部充血、近视等眼部症状；最后，熬夜还会对眼部外观造成不利影响，由于熬夜导致眼部血液循环不畅，眼周皮肤缺氧，促进黑色素沉积增加，最终导致黑眼圈和眼袋的形成。

## （三）长期吸烟

长期吸烟对眼睛的危害也很大，研究显示，吸烟时烟草燃烧的烟焦油会使人体内维生素 $B_{12}$ 的含量下降，而维生素 $B_{12}$ 是维持眼部视神经功能正常所必需的营养物质，长此以往，可能造成吸烟者视力损伤而导致弱视甚至视神经萎缩。不仅如此，长期吸烟还会大大增加白内障、青光眼、慢性结膜炎、视网膜中央血管栓塞等眼部疾病的发生率。

## （四）不给眼睛做好防晒

适当的紫外线照射对眼睛是有益的，但过度的紫外线照射会对人眼造成极大的危害。长期紫外线照射会引发眼部结膜、角膜、晶状体、眼底等眼部疾病，常见的有日光性角膜炎、白内障、翼状胬肉、黄斑变性等。

## （五）滥用眼药水

日常生活中当眼睛产生不适感时，很多人会选择就近去药店购买眼药水来缓解。但其实这种习惯可能会给眼睛带来不利影响，每一款眼药水都有各自的功效，当我们出现眼部不适时要尽量及时到眼科就诊，避免滥用眼药水引发其他病症。并且市面上很多眼药水为方便储存，大都会添加防腐剂，长期使用会对角膜、结膜都产生潜在性伤害。如果只是为了缓解眼部干涩不适或视疲劳等症状，可以选择成分简单无添加剂的人工泪液。

## （六）走路时看手机

由于长时间"专心致志"盯着屏幕，人眼眨动的频率大大减少，从而导致泪液分泌减少，泪膜稳定性变差，进而容易诱发干眼症。研究显示，走路看手机平衡能力会变差，走直线时更容易走偏，这会导致无法及时避开障碍物或他人，从而发生不可预估的危险事件。

## （七）缺乏户外活动

户外的自然阳光可以刺激视网膜产生多巴胺，多巴胺可以抑制眼轴的增长，从而防控近视的发生与发展；同样户外阳光可以促进钙的吸收，增加眼部巩膜的弹性，来达到保护眼部健康的作用；并且户外运动可以增加视远的时间，放松眼睛，避免视疲劳等眼部症状。

## （八）一次性饮用大量的水

夏日炎炎或是在外聚会时，很多人由于口渴会一次性饮用大量的水，但这样的不良习惯会导致人体血浆渗透压降低，眼部房水迅速增多，眼压升高，从而导致青光眼。特别是青光眼患者或潜在人群，其对水的负荷能力比正常人相对较弱，注意一次性饮水尽量不要超过300mL。

## （九）频繁使用洗眼液

眼表是一个复杂的生态系统，正常眼表存在少量微生物和寄生虫等，眼睛并不会有不适感。当眼部沾染不洁的东西或分泌物增加时，微生物或寄生虫会局部繁殖增多，从而导致眼部炎症等疾病。正常情况下，泪水可以起到自行清洁眼睛的作用，但是当患有干眼症或其他眼表疾病时，泪水不能及时起到清洁的作用，有些人会选择采取洗眼液辅助清洁的方法。洗眼液确实可以起到一定辅助治疗作用，偶尔使用是可以的，但频繁使用反而弊远远大于利。因为洗眼液成分复杂，其中含有的防腐剂或抗炎成分等，长期使用会出现加重干眼症、抑制泪水分泌、眼部菌群失调等问题。当眼部感到不适时，要及时到眼科就诊，听取医生的建议与治疗，不能盲目使用洗眼液，以免造成更严重的后果。

## 二、不良饮食习惯

### （一）营养不均衡

我们的眼健康问题与每天通过食物摄入的营养息息相关，不仅是青少年和儿童，成年人也要做到营养均衡，不挑食不偏食。当眼部缺乏所必需的营养时，很容易导致视疲劳、夜盲、角膜干燥等眼部症状，因此我们要保证日常的营养均衡，还可以尽量多吃一些对眼健康有利的食物，例如富含维生素 A、维生素 B、维生素 C、叶黄素、花青素、胡萝卜素等营养物质的食物，来保证眼部健康的营养需求。

### （二）过量食用甜食

很多人有吃甜食的习惯，过多糖的摄入会加速钙的流失，导致眼球巩膜弹性减弱，对眼部健康产生影响，同时可能加快近视的形成和发展。不仅如此，糖分在体内代谢还会消耗大量的维生素 $B_1$，而维生素 $B_1$ 对眼底视神经有重要的养护作用。

### （三）过量食盐

我们日常食用的盐中主要成分为氯化钠，而过量食用后，人体内的钠元素含量升高，水分代谢就会出现异常，会导致身体多项组织水肿，常见的就有眼部水肿或面部水肿。因此我们要避免摄入过多的盐分，养成清淡饮食的良好习惯。

### （四）过量食辣

适量吃辣有益于身体健康，但过量吃辣会对眼睛产生不良影响，特别是不适宜吃辣的人群，其中就包括有眼部疾病的人群。过量吃辣会产生眼部灼热感、眼球血管充血、视物不清等问题，并且长期吃辣会刺激导致结膜炎、角膜炎、干眼症、眼底动脉硬化等眼部疾病发生。因此患有眼部疾病或有潜在风险的人群尽量少吃甚至不吃辛辣，避免加重和发生眼病。

### （五）过量食蒜

大蒜是一种辛辣刺激性食物，过量食用反而会刺激眼睛，对眼健康产生不利影响。

## 三、不良戴镜习惯

### （一）眼镜佩戴时间过久

一副眼镜佩戴时间过久，镜片会出现脱膜或划痕，影响镜片的折射效果以及矫正效果，甚至有些镜片会发黄，导致视觉清晰度降低，增加眼睛视物的负担；很多时候镜框佩戴过久也会变形，从而导致看东西聚焦困难、重影等症状。

### （二）眼镜镜片护理不当

当镜片受污时，很多人会随手拿衣物或纸巾擦拭镜片，这样很容易刮花镜片膜层，影响戴镜的视觉清晰度和镜片使用寿命。

### （三）经常摘戴眼镜

其中有很多原因，例如听说近视一旦戴上眼镜就摘不下了，或是近视戴眼镜越戴度数越深，又或是眼镜戴久了眼睛会变形等，于是经常摘眼镜。我们要知道，戴眼镜对近视人群来说不仅是为了达到视觉清晰的矫正效果，同样也具有保护我们眼睛视功能的作用，所以我们要佩戴好眼镜，除休息、洗澡外，不宜频繁摘戴，保护视力也是保护视功能。

### （四）隐形眼镜护理及佩戴不当

在近视人群中除了佩戴框架眼镜以外，还有部分人是佩戴隐形眼镜的，即软性角膜接触镜或硬性角膜接触镜。很多人希望通过隐形眼镜达到便利、美观的目的，但却没有养成合理佩戴与护理的良好习惯。例如佩戴时不洗净双手，手上携带的细菌等微生物造成眼部感染等；不修剪手指甲，导致不小心刮损镜片，继而戴上眼镜后磨损眼表；镜片护理不规范，乱用自来水、矿泉水等代替专用护理液，导致镜片消毒效果达不到佩戴标准，容易造成眼部炎症等；隐形眼镜佩戴时间过久，容易造成角膜损伤和增加感染的风险，严重影响视力甚至失明。因此我们在护理方面要严格做到清洗、消毒、冲洗、除蛋白四个环节，在佩戴方面，每天不宜超过 8 小时，做到"五不戴"，即睡觉不戴、洗澡不戴、游泳不戴、过敏不戴、感冒不戴。

## 第三节　眼睛需要的营养元素

随着人们对电子设备的依赖程度不断增长，眼睛疲劳、近视、干眼症等各种眼部问题也频频发生。要减少视力的损伤，缓解眼疲劳，除了减少电子设备的使用外，保证眼睛的营养需求也很重要。

## 一、维生素

维生素是一个大家族，其中，维生素 A、维生素 B、维生素 C 对于我们的眼睛健康尤为重要。

维生素 A 参与眼表上皮细胞的代谢、生长和分化。如果身体缺乏维生素 A，就会导致视网膜中的视紫红质减少，从而影响视力。因为维生素 A 可以通过参与视紫红质的合成来维持眼睛正常的暗视觉能力，如果维生素 A 缺乏，那么眼睛对黑暗环境的适应能力会减退，严重时可引发我们所熟知的夜盲症。此外，维生素 A 还能保护上皮黏膜组织，其一旦缺乏可能引起角膜干燥软化，增加干眼症发生的概率。

最富含维生素 A 的食物是动物肝脏。此外，全脂奶制品和蛋类也是不错的选择。当然，深色蔬菜富含胡萝卜素，如菠菜、油菜、胡萝卜、番茄、紫甘蓝、苋菜，其可在体内转化为维生素 A。

眼睛有许多视觉神经细胞，而 B 族维生素则是维系神经系统健康的大功臣，也和视力健康息息相关。B 族维生素参与视神经细胞代谢，也具有保护眼睑、结膜和角膜的作用。缺乏 B 族维生素，容易出现神经病变、眼睛畏光、视物模糊、流泪等症状。糙米、胚芽米、全麦面包等全谷类食物中富含 B 族维生素。另外肝脏、瘦肉、牛奶、豆类、深色蔬菜等也含有 B 族维生素。

维生素 C 是眼球晶状体的重要营养成分，可减弱紫外线对晶状体的损害，维持晶状体的透明度，还参与胶原蛋白和组织细胞间质的合成。摄入不足易患晶状体混浊性白内障、角膜炎或引起虹膜出血。番茄、柿子椒、菜花及各种深色蔬菜及水果均含有丰富的维生素 C，可适当多食。

维生素 E 富含强效抗氧化剂，能够有效减少眼球中的自由基，延缓眼睛老化现象。另外有助于维护眼睛细胞健康、血液流通和对造成老化的眼睛疾病发挥保养作用，例如白内障、老年性视网膜病变等。维生素 E 可从蔬菜油、坚果类、小麦胚芽、深绿色蔬菜、葵花籽等食物摄取。

## 二、叶黄素

叶黄素是帮助眼睛发育的关键营养元素。它具有抗氧化和过滤有害光的作用。值得一提的是，它是组成眼睛视网膜内黄斑区域重要必需的色素和性能优异的抗氧化剂，更是唯一可存在于眼睛晶状体的类胡萝卜素成分。适量补充可以延缓近视度数的增加，有助于维护视力持久度，一定程度上可防止计算机辐射，还能够帮助眼睛视网膜抵御紫外线，减少视觉伤害，并提升眼部保护力。此外，它也能消除体内自由基，减少自由基对细胞的损伤，进而改善视力、抗发炎、抗菌、抗病毒等。叶黄素存在于许多蔬菜水果中，玉米、豌豆、南瓜、地瓜、菠菜、橘子、桃子等，平时可适当交替食用。

## 三、花青素

花青素具有很高的抗氧化力，可以减少自由基对眼睛的伤害，同时也有助于预防白内障。它可以改善眼睛对黑暗与光亮的适应，维护眼睛微细血管的健康，改善视觉及减少晶状体与视网膜的伤害。同时也能维系血管完整性并强化微血管的弹性、促进眼睛周围血液循环。蓝莓、葡萄、黑莓、樱桃、李子、茄子、红石榴、紫米等都是花青素的天然食物来源。

## 四、β-胡萝卜素

β-胡萝卜素是由两个具有活性分子的视黄醛（维生素 A 的主要活性

成分）相互结合而成，与我们的视力密切相关。β-胡萝卜素是维生素A的前体物质，可在体内转变成维生素A。维生素A的作用我们在上文中提到过，与眼睛的健康息息相关。β-胡萝卜素作为人体维生素A合成的重要来源，可用于辅助改善和预防夜盲症、近视、眼疲劳等眼部疾病，还可用于预防和延缓老年性白内障的发生和发展。富含β-胡萝卜素的食物有胡萝卜、菠菜、南瓜、红薯、花椰菜、芒果等，适量常吃，对保护眼睛大有裨益。

## 五、蛋白质

蛋白质是构成眼组织、细胞的重要成分，参与视网膜上视紫质的合成。若长期蛋白质摄入不足，眼组织功能会逐步减退，进而出现视力障碍。另外，我们眼组织的修补、代谢都需要蛋白质。因此，平时可多摄取富含优质蛋白的食物，如瘦肉、鱼虾、蛋类、奶类及大豆制品等。

## 六、DHA

DHA是构成视网膜及视神经的关键成分，对维持眼睛感光器、视觉皮质等的正常功能十分重要，一旦缺乏可能诱发视力问题。富含DHA的食物包括三文鱼、金枪鱼、沙丁鱼、秋刀鱼等。素食者可选用亚麻籽油。

## 七、钙

钙在维持眼球正常结构方面起到非常重要的作用。缺钙会影响眼球壁的坚韧性，从而导致眼轴更易延长，还会引起眼外肌痉挛，诱发轴性近视。摄入充足的钙不但能使骨骼强壮，也能让眼睛更健康。奶类是最佳的补钙食品之一。

## 八、锌

锌能促进视网膜视紫质的合成，增加视觉神经的敏感度。缺锌时，视锥细胞的视色素合成会出现障碍，影响我们的辨色功能，还会影响维生素 A 的运转，暗适应能力减弱。贝壳类海鲜、红色肉类、动物内脏富含锌，蛋类、豆类、燕麦等也是锌的良好来源。

## 九、硒

硒参与眼球肌肉、瞳孔的活动，是维持视力和辨色力的重要元素。此外，硒可以清除体内的自由基，减少氧化应激引起的视网膜损伤。充足的硒摄入还可以降低罹患年龄相关性白内障的风险。含硒丰富的食物有动物肝脏、鱼、芦笋、蘑菇等。

这些营养元素对于我们的健康至关重要，是我们人体所必需的。所以在我们的日常生活中，可适当多食用含有这些营养元素的食物。但凡事过犹不及，都需有一个度，不能过量服用。如服用过量的维生素 A 可引起胎儿畸形，引发肝脏毒性；服用过量的维生素 C，可能会危害到泌尿系统的健康，或引起腹泻等。

# 第四节　养护眼睛的中草药

## 一、枸杞子

枸杞子具有养阴补血、滋补肝肾、益精明目的功效。常用于治疗肝肾虚损、精血不足所致的腰膝酸软、头晕、耳鸣、遗精等症，对肝肾不足、精血不能上济于目所致的眼目昏花、视力减退等症疗效尤佳。

单味枸杞子保健，最常见的用法是干嚼、泡水。泡水是除了干嚼以外最简单的食用方法，泡水喝时要注意，枸杞子不宜与绿茶同服，取枸杞子5~20g开水冲泡，加盖闷20~30min后，吃泡软的枸杞子，并喝水。但需要注意的是，每个人的体质和需求不同，建议适量食用。另外，用枸杞泡茶、煲汤、泡酒、熬粥也有一定的保健作用。枸杞菊花茶、枸杞桂圆红枣茶、枸杞子黄连茶、杞实粥、人参枸杞酒、枸杞炒芹菜，这些药膳食谱在滋补肝肾、明目益气方面有一定的作用。

## 二、菊花

菊花为菊科植物菊的头状花序，日常饮用的菊花茶多选用白菊或贡菊。菊花性甘、微寒，可以疏风清热、明目解毒，归肺经、肝经，主治头痛、眩晕、目赤、心胸烦热、疔疮、肿毒。研究表明，菊花茶具有抗辐射和养肝护肝的作用。

推荐日常服用菊花代茶饮及药膳，如红花桑叶菊花汤、菊花茶、菊花粥、菊花决明粥、菊花猪肝汤、菊花红枣汤等。服用菊花需要注意，不要喝隔夜的菊花茶、体质虚寒者慎饮、过敏体质人群慎饮。

## 三、决明子

决明子是豆科植物决明属植物的干燥成熟种子，是一味归属肝经、大肠经的清热药，具有清肝明目、润肠通便的功效。主治由发热上火引起的眼目红肿胀痛、怕光多泪、视物模糊不清、头晕头痛、由大肠干燥引起的便秘等症。

日常推荐决明子护眼茶饮及药膳，如决明子金银花菊花茶，决明子常见的"同事"是金银花、菊花，它们都属于清热药。金银花和决明子疏肝明目，金银花与菊花清热解毒，在三者配合下，清肝明目的效果倍增。将以上三味药泡入茶水或白水中都可以。但要注意的是决明子药性寒凉，日常有润肠通便、促进肠胃蠕动、降血压的功能，且金银花、菊花、决明子这三味药都性寒，所以过食生冷易腹痛腹泻的人，或是平时脾胃虚弱、血压偏低的人需要避免饮用。女性也不宜长期服用决明子，可能会影响月经，引发痛经。

## 四、密蒙花

密蒙花为中医眼科常用的中草药，其性味甘、微寒，归肝经、肺经，干燥的花具有清热利湿、明目退翳之功效，其根可清热解毒。因其入肝经的特点以及明目退翳的功效，中医常将此药用于诸多眼科疾病，如目赤肿痛、多泪羞明、视物昏花等。西医将其用于干眼症、糖尿病视网膜病变等眼科疾病的治疗中，均取得了较好的疗效。

密蒙花常用的茶饮及药膳有：蒙菊明目饮、密蒙枸杞茶、猪肝密蒙菠菜汤、双花决明小米粥等。

# 第五章
# 24 节气护眼

## 第一节　立春

"律回岁晚冰霜少，春到人间草木知。"

——南宋·张栻《立春日禊亭偶成》

### 一、何为立春？

立春为二十四节气之首。立，是开始之意；春，寓意万物生长、气候温暖。此时标志着万物闭藏、气候寒冷的冬天已过去，开始进入风和日暖、万物生长的春天。

《黄帝内经》言"春夏养阳，秋冬养阴"。春天是人体阳气升发的季节，应顺应其生理特点，适当调摄，使阳气宣达。此时外界阴气未完全消除，身体羸弱之人阳气升发相对无力，因此应通过一些方法助阳气升发。

> "立春一日，百草回芽。"
>
> ——民间俗语

## 二、立春之于眼

肝属木，而春天有万物生长、伸展的特点，在五行中也属木，故春气通于肝，而肝开窍于目，眼的状态能够反映肝的功能状态，同时眼部的疾病也跟肝密切相关，故立春以后需注意调节肝的功能活动，防止出现眼部疾病。

对于青光眼患者。立春时节容易加重青光眼的症状，因为春天肝气旺盛，易升发太过，导致气火上逆或气滞血瘀影响眼部的正常生理功能。因此青光眼患者应注意严密监测眼压，防止高眼压损伤视神经而进一步影响视力，并按时按量地使用降眼压的药物。像原发性青光眼、视网膜静脉阻塞等眼疾的发生与人的心情密切相关，抑郁或暴躁导致的气滞血瘀是此类疾病发生的一大病机，因此要合理调节情志，保持心情愉快。

立春之时，部分人群眼部出现灼热发痒、畏光等症状，这可能是患上了过敏性结膜炎，此病可能与空气中的花粉不慎入眼和频繁佩戴角膜接触镜有关，因此，应注意避免接触过敏原，改善生活环境与条件，勿用手揉擦眼睛；踏青郊游时，空气中存在大量花粉，所以要佩戴护目镜，防止过敏原接触眼睛；尽量减少佩戴角膜接触镜的次数，如实在无法避免，应严格清洁后再行佩戴。

太冲穴位于足背第1、2跖骨结合部前方凹陷处。中医认为肝为"将军之官"，主怒。人在生气时，肝经气血发挥着调节作用。太冲为肝经之原穴，调控着该经的总体气血。按摩这个穴位可以缓解不良情绪，治疗因肝火上亢导致的目赤肿痛、视物昏花等。

行间穴位于足背，当第1、2足趾间，趾蹼缘后方赤白肉际处。该穴具有疏肝理气、清泻肝火、息风潜阳之功效。主治头痛目眩、目赤红肿、迎风流泪等疾患。

"立春雨水到，早起晚睡觉。"

——民间俗语

立春时节应在饮食上注意食用助长阳气的食物，如香菜、韭菜、生姜、芹菜、豆芽等品。在助阳气升发的同时，也能顺应肝气喜条达的生理功能，防止肝气郁结影响人的心情。

值得注意的是，立春时节要少食羊肉、狗肉等辛热大补之品，因为这些食物过于温补，可能耗散阳气，不利于人体内阳气正常宣发。此外，还要清淡饮食，适量减少食盐的摄入。《黄帝内经》言"味过于咸，大骨气劳，短肌，心气抑""多食咸，则脉凝泣而变色"。咸味入肾，适量摄入味咸食物可养肾，但过量摄入将伤肾，影响肾主骨的功能，出现骨骼的劳倦疲惫。同时可能进一步影响心的功能，使血脉凝涩，出现高血压等情况。

立春易肝郁，可选用玫瑰花泡服代茶饮防止心情抑郁。玫瑰花能活血，调理月经，消除乳腺增生，并能滋养容颜，非常适合女性服用。现代药理学研究表明，玫瑰花中含有香茅醇、橙花醇等挥发性香气成分，更含有丰富的维生素、有机酸等物质，可缓和情绪，调节内分泌。因此，玫瑰花代茶饮非常适合在立春时节服用。

立春也是高血压易加重的时节，中医学认为，高血压患者是因为肝阳上亢导致的气血逆乱。此时高血压病患者可能反复出现头昏，甚至眩晕的症状。如患有高血压等基础疾病，应积极监测血压并控制血压，防止心血管意外的发生。

《黄帝内经》言："春三月，……夜卧早起，广步于庭……逆之则伤肝。"立春要让肝"休息"好，过度劳累、熬夜会耗损气血，直接影响肝藏血的功能。建议早睡早起，规律起居，早晨起床后适当地活动身体，鼓动阳气。

立春意味着气温回升，但人体阳气初升发，并不能很好地御寒，因此要注意及时增添衣物，防止外寒侵袭。同时也可按摩有关穴位助阳气升发。如命门穴，此穴位于腰部第2、3腰椎棘突间隙中，大补肾中阳气。肾阳为一身阳气之根本，按摩这个穴位能起到补养全身之阳气的作用；百会穴，此穴位于头顶正中部位，联络交通着各条阳经，按摩这个穴位能醒神开窍，通畅血脉，调补阳气。

《养生论》言："春三月，每朝梳头一二百下。"中医学认为"头为诸阳之会"，每日多多梳头有利于疏导瘀滞，通畅气血运行，升发阳气，清利头目，防止春困的发生。

## 第二节　雨水

"雨水洗春容，平田已见龙。祭鱼盈浦屿，归雁过山峰。"

——元稹《咏廿四气诗·雨水正月中》

## 一、何为雨水？

雨水，是二十四节气中的第二个节气。此时冬去春来，气温开始回升，春风遍吹，冰雪也逐渐消融，降雨逐渐增多。雨水，雨落而万物生。"雨水"时节的到来不仅代表降水量的增加，而且暗藏生机。《易因上下经》言"云行雨施，品物流形"，指的就是万物因雨水的滋润而不断孕育，壮大成形。故此时若逢春雨，则草木萌动，万物复苏。

"雨水三候，一候獭祭鱼，二候鸿雁来，三候草木萌动。"
——民间谚语

意为水獭开始捕鱼，并将捕到的鱼堆放在岸边仿佛祭祀仪式一般，鸿和雁自南向北飞回故乡，草木萌动，生机勃勃。

雨水时节，气候回暖，降雨量多，万物生机萌动。春属木，肝在五行中亦属木，主升发、条达、舒畅。雨水时节恰在初春，这个阶段自然界的变化特点与五脏六腑中的肝脏相对应，此时人体肝气较为旺盛。另一方面，雨水时节，水湿较重，脾胃的运化功能会受到影响。另外，肝属木，脾属土，根据中医五行相生相克关系，肝木过旺克伐脾土，也会导致脾胃功能受损，甚至发为疾病。故孙思邈在《备急千金要方》中提出"春七十二日，省酸增甘，以养脾气"。酸味属肝，甘味属脾，少酸多甘，以养脾胃之气。

### （一）饮食有节，起居有常

雨水时节，肝旺而脾弱，饮食应以少酸增甘为宜，其次应避免食用寒凉的食物以免伤及脾阳。《素问·四气调神大论》中提到"春三月"应"夜卧早起，广步于庭；披发缓形，以使志生"，就是说我们应较晚睡觉，清晨早些起床到庭院里散步；散开头发，穿着宽松不紧束的衣物，产生舒适的精神情志。如此一来，我们的饮食起居有规律，顺应天时，就可以达到保养身体的目的。

### (二) 动以养阳，强身健体

阳气为生命之本。人体阳气充足，精力旺盛，抵抗疾病的能力就强。雨水时节，本为阳气升发之时，但有很多人到这个时候经常没有精神、昏昏沉沉，还很容易疲倦，这种就是我们常说的"春困"。此时，解决这个问题最好的方法就是适当运动。《黄帝内经》讲"春夏养阳"，因为在初春时节人体阳气才开始升发，加上外界湿气较重，脾胃为湿邪所困，易导致中气不足，出现疲劳、乏力等症状。此时，进行适量的运动，就可以帮助阳气升发，达到强健体魄、抵御外邪的目的。

"天街小雨润如酥，草色遥看近却无。"
——唐·韩愈《早春呈水部张十八员外（其一）》

## 二、雨水之于眼

雨水时，虽天气渐暖，但仍有寒风。因受寒风刺激，患眼出现流泪不止等症状。泪液清稀而无热感多为脾气虚弱，不能收摄泪液导致的流泪。雨水时在初春，此时肝气有余，"肝开窍于目"，肝火旺盛，容易出现眼睛红肿疼痛、视物模糊等症状。若肝经热邪客于胞睑，阻滞脉络、气血不畅，就容易发为针眼（睑腺炎）；若脾虚夹邪，可致针眼反复发作。针对这些疾病，给大家推荐几种养生保健方法：杭白菊代茶饮和薏苡仁粥、经络和穴位按摩。

**1. 杭白菊代茶饮** 杭白菊性微寒，味辛、甘、苦。有疏散风热、平肝明目、清热解毒的功效。常用于外感风热以及肝阳上亢、肝火目疾、热毒疮疡等病的治疗。取杭白菊3～4朵，放入400mL左右杯中；开水冲泡，3～5min后，即可趁热饮用。泻肝经邪热的同时又可达养肝明目之效。

2. 薏苡仁粥　薏苡仁性凉，味甘、淡。生用清热利湿、除痹、排脓；炒用健脾止泻。尤其擅长健脾利湿，常与人参、茯苓、白术等合用。取60g薏苡仁，提前浸泡3h，然后将薏苡仁放入锅中，加适量水，大火煮沸，然后再转小火熬煮。在熬粥的时候可以适当放入一些红豆、扁豆、山药等，既可以健脾益气，又能利水渗湿。

3. 经络按摩　双手握拳上下敲打大腿内侧（肝经），外侧（胆经）5～10min，双腿交替进行，每天早晚各一次，可以疏肝气、清肝火。

4. 穴位按摩　攒竹，在面部，当眉头凹陷中，眶上切际处。《针灸大成》中提到攒竹穴可治疗"泪出目眩""眼中赤痛"。因此，可以在休息时用双手拇指的指腹轻轻按揉此穴，持续5～10min。可以治疗流泪与目珠赤痛。

## 三、雨水注意事项

### 1. 不能过早减去外衣

雨水时节天气渐暖，但此时人体皮肤腠理相对疏松，抵抗外邪能力差，风寒之邪极易侵入人体。另一方面，雨水时节天气乍暖还寒，有些年份甚至会出现"倒春寒"。因此要重视"春捂"的重要作用，注意防寒保暖，及时增添衣物。

### 2. 年老体弱者尽量不碰冷水

根据中医"五行学说"，五行中"水"对应脏腑为"肾"，肾主骨。

雨水时节年老体弱者本就阳气不足，若再用冷水洗脸、洗手，寒湿极易侵入关节，出现关节酸痛，甚至肿胀变形。

3. 保持情志舒畅

保持积极乐观、恬淡的心态。舒畅情志方能维持肝的正常疏泄功能，保证身体健康。

## 第三节 惊蛰

"微雨众卉新，一雷惊蛰始。"

——唐·韦应物《观田家》

### 一、何为惊蛰？

《月令七十二候集解》写道："二月节，万物出乎震，震为雷，故曰惊蛰。是蛰虫惊而出走矣。"惊蛰反映的是自然生物受节律变化影响而出现萌发生长的现象，标志着仲春时节的开始。《素问·四气调神大论》中写道："春三月，此谓发陈，天地俱生，万物以荣。"时至惊蛰，阳气上升、气温回暖、春雷乍动、雨水增多，万物生机盎然。惊蛰节气正处乍寒乍暖之际，人体难以适应骤变的气温，易好发疾病，其中患风湿病和哮喘疾病的人往往会病情加重。

"惊蛰三候，一候桃始华，二候仓庚鸣，三候鹰化为鸠。"

——民间谚语

桃始华：桃花的花芽在严冬时蛰伏，于惊蛰之际开始开花，阳和发生，自此渐盛。仓庚鸣：仓庚为黄鹂，春天的阳光承载着和暖之气，黄鹂最早感春阳之气，惊蛰时节快乐地鸣叫。鹰化为鸠：鹰，鸷鸟也。节气中的"化"是变回旧形的意思，此时鹰化为鸠，至秋则鸠复化为鹰。

## 二、惊蛰之于眼

惊蛰为春季阳气升发之际，风热之邪客于白睛、黑睛及胞睑等部位，外邪入里，邪郁化热或者素体阳盛，肝经伏火，内外合邪，上犯于目而发病，常见有春季角膜结膜炎、病毒性角膜炎（聚星障）、急性细菌性结膜炎（风热赤眼）、春季过敏性结膜炎（时复目痒）、睑腺炎（针眼）等。

惊蛰时节，天气渐暖、阳气升发，此时可选择具有滋补肝肾、益精明目功效的枸杞菊花茶饮用，可以养肝补肾、调达肝气、疏通眼部血络。

现代药理学研究表明，菊花中含有丰富的维生素 A，是维护眼睛健康的重要物质。枸杞菊花茶可使得头脑清醒、双目明亮，对于肝火旺、用眼过度导致的双眼干涩有较好的疗效。但菊花性寒，长期饮用会造成胃部不适、大便稀溏等不良反应。对于体质虚弱者，还可导致身体寒冷。故体质较寒的人群不宜饮用，孕妇、儿童需避免饮用。

"惊蛰冷，冷半年。惊蛰过，暖和和，蛤蟆老角唱山歌。"

——民间谚语

惊蛰万物萌动，春暖花开，是各种病毒和细菌活跃的季节，容易引发感冒发热和肝病，诸如流感、流脑、水痘、带状疱疹、流行性出血热等传染病在这节气易流行爆发。

惊蛰属春季，而春与肝同属木，春季亦是养肝之时，若养生不当则可伤肝。惊蛰养生的重点是护肝健脾。惊蛰时节人体的肝阳之气渐升，阴血相对不足，从饮食方面来看，惊蛰时节饮食起居应顺肝之性，助益脾气，令五脏和平。春属木，入味为酸，按照养肝原则，惊蛰季节要少吃酸，适当食用一些汤水或食疗粥来增强体质，宜多吃富含植物蛋白、维生素的清淡食物，少食动物脂肪类食物。惊蛰可多食鸭血、菠菜、芦笋、苦瓜、木耳菜、芹菜、山药、莲子、银耳等食物。

惊蛰节气，乍暖还寒，气候多变，容易让人感到口干舌燥。民间素有惊蛰吃梨的风俗。梨中含有丰富的维生素及钾、钙元素，生梨性寒味甘，可润肺止咳、清六腑之热，将梨蒸熟或熬成糖水又可滋五脏之阴，特别适合在惊蛰时节进补。

惊蛰养生要顺应阳气的升发、万物始生的特点。睡觉是人休养生息、养精蓄锐的过程，也是收藏、吸收能量的过程。睡眠质量主要看时间段，其次才是时间长短。惊蛰需"早睡早起去春困"，每日21点至第二天5点，人处于地球的阴面，这8个小时细胞容易得到深层次的休眠。在这个时间段的睡眠，人所获得的精力最佳。

小穴位有大作用，太冲穴位于足背第1、2跖骨间，跖骨底结合部前方凹陷中。按摩时取坐位，用拇指沿第1、2跖骨间从前向后推按，当有骨性阻挡且有凹陷的地方就是太冲穴，惊蛰时节多用拇指点揉2~3分钟可调达肝气，达到养生保健作用。

若肝气太盛，妄动肝火，容易暴怒，而一旦肝火上头，易引发头晕、目眩、中风。可艾灸下焦的穴位，引火下行，如期门穴、太冲穴、涌泉穴。

若肝气不舒，情志不调，容易引起情绪压抑、抑郁症，可艾灸肝经上的穴位予以疏导，如中脘穴、气海穴、太冲穴等。

"春雷响，万物长。"惊蛰应该早起，散步缓行，在春光中舒展四肢，呼吸新鲜空气，舒展阳气，以顺应春阳萌生的自然规律，使自己的精神愉悦，同时增强体质，提高人体的抗病能力，保持身体健康。

## 第四节　春分

> "日月阳阴两均天，玄鸟不辞桃花寒。"
> ——《春分》

意为春分时节，桃花初开，燕子不顾些许的寒意从南方飞了回来。

### 一、何谓春分？

《春秋繁露·阴阳出入上下篇》说："春分者，阴阳相半也，故昼夜均而寒暑平。"春分的意义，第一是指一天时间白天黑夜平分，各为12小时；二是古代以立春至立夏为春季，春分正当春季3个月之中，平分了春季。春分后，气候温和，雨水充沛，阳光明媚。《黄帝内经》有言："二之气，阳气布，风乃行，春气以正，万物应荣，寒气时至，民乃和。"春分时节由春进夏，是一年白昼开始变长的起点，同时万物开始复苏，温气流行。春分时节是阳气增长的重要时间。

"春三月，此谓发陈，天地俱生，万物以荣，夜卧早起，广步于庭，被发缓形，以使志生，生而勿杀，予而勿夺，赏而勿罚，此春气之应，养生之道也。"

——《黄帝内经·素问》

春分时节昼夜平分，阴阳各半，因此人们在保健养生方面也应注意保持人体的阴阳平衡状态，即保持机体功能协调，它既是人富有生命活力的根本，也是养生的重要法则。此节气的饮食调养，应根据自身的实际情况选择能够保持机体功能协调平衡的膳食，忌偏热、偏寒、偏升、偏降的饮食误区。在起居方面要坚持适当锻炼，保持充足睡眠。在思想上要保持轻松愉快、乐观向上的精神状态，方可达到养生的最佳效果。

## 二、春分之于眼

春分后，阳气渐盛，如果不注意生活方式的调整，将引起多种眼部疾病。春属木，对应肝，肝开窍于目，肝郁化火，火上犯于眼可致目赤肿痛；春之主气为风，风邪乘虚客于上，容易导致目赤流泪的症状；春分期间，阳气渐盛，这时如果仍嗜温补食物，则容易引起脾胃积热，上扰目窍。春季眼疾常见的有麦粒肿、病毒性结膜炎、过敏性结膜炎等。

春天万物复苏，人体阳气渐渐升发。春分时节宜喝枸杞菊花茶。枸杞子具有较好的补肾、益肝、明目效果。菊花具有散风清热、平肝明目之功效。二者搭配一起，可以达到散风清热、平肝明目的效果。

《黄帝内经》提到"春气通于肝"。肝经有三个穴位帮助养阳养肝：大敦穴、行间穴和太冲穴。大敦穴，常按摩或针灸此穴，有清肝明目、理血之功效，可使头脑清晰，神清气爽；行间穴，具有疏肝解郁、清热消肿、缓急止痛的功效，可解决春季肝火旺盛导致的面红、目赤、口干、口苦、急躁、易怒等症状；太冲穴是肝经的原穴，按揉太冲穴对肝气郁结、情绪不畅具有疏泄作用。

## 三、春分不宜做之事

**1. 勿睡眠过多**

中医认为久卧伤气，睡眠过多，无病也会躺出病来。"夜卧早起，广步于庭"，即适当晚睡早起，外出散步，以适应春季勃勃生机，吸收大自然的活力，保持人体旺盛的精力。既要保证充足睡眠，又要防止睡眠过多，一般每天睡 8 小时即可。

**2. 勿懒于活动**

春季的运动养生保健是恢复身体"元气"的最佳时节。由于寒冷的冬季限制人们的运动锻炼，使机体的体温调节中枢和内脏器官的功能都有不同程度的减弱，特别是全身的肌肉和韧带，更需要锻炼以增强其运动功能。

**3. 勿衣着不当**

春天虽日渐暖和，但不宜过早脱衣服，因早春气温乍暖乍寒，忽冷忽热，应适当"捂"一段时间，以便身体各个部位能够适应，这样可以防止受凉感冒。

**4. 勿长期在人多的公共场所逗留**

春天是流行病的多发期，人体毛孔打开、体感温度低，免疫力有所下降，所以容易感染，在疾病流行期间，切勿频繁出入人多的公共场所或长期逗留。

# 第五节  清明

"清明时节雨纷纷，路上行人欲断魂。"

——唐·杜牧《清明》

## 一、何为清明？

《孝经纬》写道："春分后十五日，斗指乙，为清明，万物至此，皆洁齐而清明矣。"清明，在每年阳历4月4日或5日，太阳到达黄经15度时开始。《黄帝内经》中写道："寒气生浊，热气生清。"从立春到清明整60天，其间经过雨水、惊蛰、春分，大地渐暖到了清气上升的时候。

## 二、清明之于眼

清明属春季，而春与肝同属木，春季亦是养肝之时。肝开窍于目，目为肝之外候。通俗来讲就是眼的状态能够反映肝的功能状态。清明是人之阳气升发的难得时段，中医认为，体内肝气在清明之际达到最旺。常言道，过犹不及。若肝郁化火，炎火上犯，攻之于眼，可好发绿风内障（急性闭角型青光眼）等。

这时候我们可以适当饮用菊花茶，菊花味甘苦，性微寒，有散风清热、清肝明目和解毒消炎等作用。既能抑制肝气过旺，还能清热解毒，清肝明目。需要注意的是，早晨阳气逐渐上升，此时喝菊花茶，菊花的凉性会妨碍阳气的升发，可以安排在午后至晚上八点之前饮用。

"清明粽子稳牢牢。"

——民间谚语

  中医将人体分为上、中、下三焦——上焦如天,中焦如地,下焦如江河。因此"天清"则对应人体的心清、肺清;"地明"则对应人体的脾胃升降功能,同时"明"由日和月组成,日月分别代表阴阳,因此"明"也含有阴阳平衡之意。

  中国北方一些地方还保留着清明节吃冷食的习惯,中国南方部分地区有吃青团的风俗,在闽南侨乡,每逢清明节必定做一些糕、粿和米粽,在清明节前后让家人食用。但此类食物大多不易消化,小孩和老年人尽量少食,青年人也切勿贪食。

  清明属春季,而春与肝同属木,春季亦是养肝之时。并且人体情志变化对五脏有密切影响,情绪失调、气血运行不畅会引发各种疾病,故清明时节养生要保持阴阳平衡,心清、肺清,脾胃功能升降有序,肝功能的条达舒畅和心情的愉悦。

"阴雨下了清明节,断断续续三个月。"

——民间谚语

  清明节时雨水增多,气候潮湿,使人疲倦嗜睡,很多疾病容易趁虚而入。居室每天中午要开窗通风,被褥和衣服要保持干燥透气,多穿宽松衣服,可避免发生湿疹。正如诗句所说"春眠不觉晓",此时气候乍暖还寒,很容易使人受凉感冒,发生扁桃体炎、支气管炎、肺炎等。同时也是胃肠道传染病的多发季节,饮食要清淡,适当选用当季蔬菜,至于寒凉、油腻的食物,则应该尽量少吃。

"帝里重清明,人心自愁思。"

——唐·孟浩然《清明即事》

清明节民间有踏青上坟祭奠已故亲人的习俗，扫墓祭祖是清明的重要内容之一，谓之对祖先的"思时之敬"，祭扫祖先是对先人的缅怀方式。若过于怀念亲人，寝食不安，极易出现血压升高的情况。因此，高血压患者在本节气应当尽量保持情绪稳定，宜选择柔和、动中有静的运动，转移注意力。亦可食用清明养肝粥类，推荐枸杞子粥（取枸杞子15～20g、粳米80～140g煮粥）；山药粥（山药50g、粳米100g煮粥）；荠菜粳米粥（以荠菜200g左右、粳米60～80g、红枣15g煮粥）；菊花粥（杭菊15g、粳米100g煮粥）；冰糖莲子羹（取银耳10g左右泡发，加莲子30g、冰糖30g制成羹食），但要注意，糖尿病患者不宜食用。

《礼记·月令》记载，清明的气候特点为："生气方盛，阳气发泄，句者毕出，萌者尽达，不可以内。"在本节气中，应早睡早起，养护肝气。我国大部分地区气候温暖，百草萌芽，一扫冬季寒凉枯黄之象，农业上开始春耕春种。

## 第六节 谷雨

"谷雨催秧蚕再眠，采桑女伴罢秋千。"
——宋·舒邦佐《春日即事五首其一》

### 一、何为谷雨？

谷雨，是二十四节气之第六个节气，春季的最后一个节气。《孝经纬》记载："清明后十五日，斗指辰，为谷雨。"古籍记载："谷雨，谷得雨而生也。"谷雨取自"雨生百谷"。谷雨前后，天气较暖，降雨增加，有利于春作物播种生长。谷雨时节，春雨纷纷，寒冷将去，大地回暖，万物生长，可谓"谷得雨而生也"。

## 二、谷雨之于眼

谷雨属春夏之交的节气，阳气升腾，大地升温。如平素体内热盛，再感受风热，内外合邪，风热相搏，上攻于目，可好发暴风客热（类似急性结膜炎）。若这个时节过食辛辣油腻，脾胃积热上攻胞睑，气血壅滞，发为疖肿，也可导致针眼（麦粒肿）等眼科疾病。湿热壅盛，容易导致眼病发生，故谷雨时节养生要注意清热祛湿，生活上起居有节，心情和顺，保持体内气血通畅，脾胃运化功能健康旺盛。

饮食上清淡，少食油腻，多食山药、莲子、红豆薏苡仁粥等可以健脾祛湿的食物。这里推荐3种药膳，分别是枸杞子炖蛋、海带银耳羹、陈皮茶。

### 1. 枸杞子炖蛋

用料：枸杞子15g，鸡蛋1～2个。

做法：先将鸡蛋打入碗内搅匀，加入枸杞子，加入少许调味品，隔水炖熟即可食用。

功效：补益肝肾，明目，适用于肝肾不足的腰膝酸软、目视物昏花、头晕、阴血不足者。

禁忌：脾虚泄泻者少食。

### 2. 海带银耳羹

用料：海带50g，银耳20g，冰糖适量。

做法：将海带洗净切碎，银耳泡发后与海带一起加水用文火煨成稠羹，加冰糖适量。1日内服完，可常服。

功效：疏肝，补脾肾。

3. 陈皮茶

用料：陈皮。

做法：取一小撮陈皮，先用热水洗去表面的浮尘后倒掉，然后把陈皮放在锅中用小火煮。

功效：理气健脾，燥湿化痰。

适应证：脘腹胀满，食少吐泻，食积气滞，咳嗽痰多等。

"茶经谷雨依稀绿，花接清明次第开。"

——宋·夏竦《江南春日》

谷雨多湿，这时也可以考虑用艾灸的方式逐湿寒、通经络。经常艾灸不仅可以降低房间湿度、祛除异气，还可以健脾祛湿，实在是养生保健的好方法。可选用足三里、阴陵泉、丰隆等穴。

1. 足三里　是"足阳明胃经"的合穴，有强壮作用，为保健要穴，可以燥化脾湿，升发胃气。该穴位于小腿外侧，犊鼻下3寸，犊鼻与解溪连线上。

2. 阴陵泉　阴陵泉是脾经的合穴，也是祛湿要穴。该穴位于人体的小腿内侧，膝下胫骨内侧髁下方的凹陷中，取该穴的时候，应采用正坐或仰卧的取穴姿势。

3. 丰隆　属足阳明胃经。足阳明络穴。在小腿前外侧，当外踝尖上8寸，条口外，距胫骨前缘二横指。

生命在于运动，谷雨时节进行太极拳、八段锦、慢跑、慢走等柔和的运动，不仅是健康的生活习惯，还可以帮助"排湿"。这种轻度运动，可以让全身微微汗出，有效将湿邪缓缓排出体外，缓解身体困重、乏力的感觉。谷雨时节运动排湿，既吸收了新鲜空气，又能调养气血、调节情志，起到畅通经脉、消除压力的作用。但是，再好的运动也要注意，运动后不要忘了及时擦汗并更换汗湿衣物，要是因此着凉受风，不幸感冒，就让好事变为坏事了。

## 第七节　立夏

> "绿树阴浓夏日长，楼台倒影入池塘。"
> ——唐·高骈《山亭夏日》

### 一、何为立夏？

"立夏"节气到来，自此风暖昼长，万物繁茂。虽是进入夏季的第一个节气，但"绿树阴浓夏日长"的夏日景象，仅存在于中国福州至南岭以南地区，全国的大部分地区，依旧处于红紫斗芳菲的仲春与暮春。时至立夏，万物至此皆长大。正如《遵生八笺》："孟夏之月，天地始交，万物并秀。"

### 二、立夏之于眼

立夏湿气重，湿气易困脾，而脾主胞睑，故立夏容易得胞睑病，如睑弦赤烂、上胞下垂等。此外，天气炎热，容易急躁动怒，怒则伤肝，

第五章　24节气护眼　123

目为肝之窍，可引起如青光眼等眼病。《素问·四气调神大论》中指出："使志无怒，使华英成秀，使气得泄，若所爱在外，此夏气之应，养长之道也。"

进入立夏时节，机体的新陈代谢加快，常使人烦躁不安，倦怠懒散。此时可选择药膳的方式补气，如黄芪当归蛋，将10g黄芪、10g当归与鸡蛋同煮，能补气生血；也可以在煲汤时放入适量薏苡仁，有祛湿的功效。心情不佳时，可搓脚心，按揉脚部的太冲穴、行间穴、足临泣穴，按压手部的合谷穴、中渚穴等穴位，对于缓解肝气郁结有很好的作用。

"立夏麦龇牙，一月就要拔。"
——民间谚语

立夏的气候特点是阵雨、雷雨天气明显增多，尤其是我国的南方地区会迎来丰沛的降水。正如《素问·阴阳应象大论》中说："中央生湿，湿生土……在味为甘，在志为思。思伤脾，怒胜思；湿伤肉，风胜湿；甘伤肉，酸胜甘。"湿气容易损伤人体肌肉，引起肌肉酸痛等症状。

"清明秫秫谷雨花，立夏前后栽地瓜。"
——民间谚语

立夏过后，温度可能逐渐攀升，人们难免烦躁上火，食欲也会有所下降。所以饮食宜清淡，应以易消化、富含维生素的食物为主，大鱼大肉和油腻辛辣的食物要少吃。

夏季阳气充足，但因天气逐渐炎热，容易导致人们汗出较多，阳气会随汗外泄。立夏后人体阳气在外，阴气内伏，不宜贪凉而暴食冷饮，所以在夏季保养阳气十分重要，因此《黄帝内经》中提出"春夏养阳"的养生理念。生姜能散寒祛湿，此时可适当食用生姜，这也是民间俗语所说的"冬吃萝卜夏吃姜"。此外，也可多喝牛奶，多吃豆制品、鸡肉、瘦肉等补充营养，平时多吃蔬菜、水果及粗粮，可增加纤维素、B族维生素、维生素C的供给。在工作生活中避免过度劳累而伤津耗气，保持愉悦的心情。

"槐柳阴初密，帘栊暑尚微。日斜汤沐罢，熟练试单衣。"
——南宋·陆游《立夏》

《素问·四气调神大论》谓："夜卧早起，无厌于日，使志无怒，……逆之则伤心，秋为痎疟，奉收者少，冬至重病。"立夏以后，天气转热，人的心神易受到扰动，出现心神不宁，急躁易怒。立夏时节要格外重视精神的调养，保持良好的心情，只有心情好，肝才能疏泄气机，身体气机通畅则眼部的代谢也正常，目中就会有神。饮食上不宜贪凉，不宜嗜吃肥甘厚味之品，在饮食清淡的基础上，适当吃点生姜。在饮食上注意营养搭配，避免过度劳累。

# 第八节 小满

"夜莺啼绿柳，皓月醒长空。最爱垄头麦，迎风笑落红。"
——宋·欧阳修《小满》

## 一、何为小满？

《月令七十二候集解》说："四月中，小满者，物至于此小得盈满。"即麦类等夏熟作物籽粒饱满但未成熟，故称小满。小满后，天气渐渐由暖变热，并且降水也会逐渐增多，标志着炎夏登场。

"小满三候，一候苦菜秀，二候靡草死，三候麦秋至。"
——民间谚语

小满节气后，苦菜已经枝叶茂盛；之后一些枝条细软的草类在强烈的阳光下枯死；在小满最后一个时段，麦子开始成熟。此时已入夏季，夏季是阳气最盛的季节，气候炎热而生机旺盛。此时是新陈代谢旺盛的时期，阳气外发，伏阴在内，气血运行亦相应地旺盛起来，活跃于机体表面。

"昨夜玉盘沉大江，夜来忽梦荠麦香。"
——唐·刘长卿《小满》

## 二、小满之于眼

由于此时气温升高，人们也易感到烦躁不安，所以需要调适心情，宽广胸怀。情绪波动太大容易导致血压升高诱发心脑血管疾病，如脑出血、心肌梗死等，表现在眼部则易引发急性闭角型青光眼、视网膜血管堵塞、缺血性视神经病变等致盲性眼病。这个季节因为高热，人们容易大量饮水，青光眼患者要注意尽量避免一次喝水过多，一次性饮水过多常导致眼压升高，饮水以少量多次为宜。

"小满大满江河满。"
——民间谚语

《素问·四气调神大论》说"春夏养阳、秋冬养阴"。小满时节要注重养阳，应当顺应夏季阳消阴长的规律，建议早起进行锻炼，但不宜做过于剧烈的运动，避免大汗淋漓，伤阴也伤阳，晚上不能睡得太晚，要保证睡眠时间，避免阴阳失调，平日里合理安排休息时间也很重要。

尽量避免午后高温时段的户外活动，并注意防暑降温；户外或者高温条件下的作业人员应采取防护措施；必要时准备一些常用的防暑降温药品，如藿香正气水、清凉油等。

饮食方面要注意避免过量进食生冷食物，由于气温升高，人们往往喜爱用冷饮消暑降温，但进食生冷食物易引起胃肠不适而出现腹痛、腹泻等症，由于小儿消化系统发育尚未健全，老人脏腑功能逐渐衰退，故小孩及老人更易出现此种情况。

小满时已入夏季，夏季是阳气最盛的季节。《黄帝内经》说："此夏气之应，养长之道也。逆之则伤心，秋为痎疟，奉收者少，冬至重病。"夏气应心，是养护心阳好时节，常按以下几穴可助长心阳，起到温补心阳从而行气活血的功效。

心俞穴，位于背部，在第5胸椎棘突下，旁开1.5寸，属于足太阳膀胱经，具有通心脉、宁心神、调气血的作用。

关元穴，位于下腹部，前正中线上，在脐中下3寸处，为人身至关重要之处，也就是我们经常说的"丹田"。关元也是小肠经的"募穴"，由于肠道是人体吸收营养和排出代谢废物的至关重要之处，常灸此穴有助于将代谢归于正常，并提升阴阳之气，提高抵抗力。

## 第九节　芒种

"芒种忙忙割，农家乐启镰。西风烘穗海，机械刈禾田。"

——《芒种节》

## 一、何为芒种？

芒种，是二十四节气之第九个节气，夏季的第三个节气。"芒种"含义是"有芒之谷类作物可种，过此即失效"。这个时节气温显著升高、雨量充沛、空气湿度大，适宜晚稻等谷类作物种植。

*"芒种三候，一候螳螂生，二候始鸣，三候反舌无声。"*

——民间谚语

意思是在芒种节气时，螳螂卵因气温变化而破壳生出小螳螂；喜阴的伯劳鸟开始在枝头出现，并且感阴而鸣。而反舌鸟，却感应到气候的变化，慢慢停止了鸣叫。《黄帝内经》中提到："夏三月，此谓蕃秀，天地气交，万物华实。"因此，夏季是自然界万物生长最茂盛、最华美的季节，人也神气饱满，体力旺盛。

## 二、芒种之于眼

需要特别提醒的是芒种是农忙的季节，因为环境空气因素，环境中易滋生真菌、细菌等，老年人及小儿体弱者，抵抗能力较差，在眼部易引发感染性角膜炎、外源性及内源性的眼内炎等眼病，老百姓在农忙时务必要注意戴好防护眼镜保护眼睛，避免农作物、植物等误伤眼睛，引起感染等。若万一不慎受伤，或眼部有不适感，需要第一时间前往正规医院就诊，以免延误病情。

在夏季，人体阳气旺盛宣发于外，气机宣畅，通泄自如，精神饱满，情绪外向，是人体新陈代谢最旺盛的时机。芒种节气是一年中阳气最旺盛的时节，所以我们要顺应自然变化，培养阳气，可以适当晚睡、早起，积极地参加户外的活动，并使阳气得以宣发。

炎炎夏日，气温高、空气湿度大，若不注意保养，易使湿热内蕴，阳气宣发不畅，全身气机失调，好发热伤风、心脏疾病、真菌感染、口舌生疮、中暑等。因此平时需要注意调护，可适当用菊花、莲子心泡茶清肝火降心火。

芒种节气开始时，湿热更加严重，湿热内积、心火重就会出现尿短、舌红、苔黄、便秘、舌疮等问题。此时少吃辛辣产品，例如白酒和羊肉。多吃黄瓜、苦瓜等清心火的蔬菜。

尽量少熬夜，避免工作过分紧张，生活要有节奏有规律，保持阴阳平衡。心情保持轻松愉快，忌恼怒忧郁，这样可使气机得以宣畅，通泄得以自如；注意增强体质，提高全身机体免疫力，避免季节性疾病和传染病的发生。

芒种气温高，为避免中暑，芒种前后要勤洗澡，这样可使"阳热"易于发泄。但需注意的一点，中国有句老话叫"汗出不见湿"，在出汗时不要立即用冷水洗澡，否则寒湿易从毛孔"偷袭"体内损伤阳气。在洗浴时如果采用药浴，则会达到更好地健身防病的目的。

芒种时节雨水增多，天人相应，容易发生湿气内潴。推荐一祛湿穴，即阴陵泉，位于膝下内侧，由膝盖下方往膝盖方向摸索，在膝盖内侧碰到大骨的部分。本穴为脾经之"水"穴，常按能助脾健运，有利于健脾祛湿，促进水液代谢。夏季宜养心，极泉穴是强健心脏的大穴，位于人体的两腋窝正中，在腋窝下的两条筋脉之间，腋动脉的搏动之处。常弹拨腋窝下面的极泉穴，可以有助于疏肝解郁，缓解心经瘀滞。

## 第十节　夏至

"璇枢无停运，四序相错行。寄言赫曦景，今日一阴生。"

——唐·权德舆《夏至日作》

## 一、何谓夏至？

《恪遵宪度抄本》中记载："日北至，日长之至，日影短至，故曰夏至。至者，极也。"夏至当天，北半球一年中日照时间最长，正是一年中阳气最为旺盛的时候，同时也是阴气开始产生的时候，此后日渐短，夜渐长，民间素有"吃过夏至面，一天短一线"的说法，故曰"夏至一阴生"。《黄帝内经》中记载："夏至四十五日，阴气微上，阳气微下"，标志着夏至阴阳交替的特点，盛阳之气覆盖其上，而阴气始生于其下，正是一年中阴阳之气转换的关键时节。

"夏至三候，一候鹿角解，二候蜩始鸣，三候半夏生。"
——民间谚语

夏至是夏季的第四个节气，夏至阳至极，物极则必反。鹿角解：鹿的角朝前生，属阳，因夏至阴气生而阳气始衰，故阳性的鹿角感阴气便开始脱落。蜩始鸣：蜩，蝉也，俗称知了，雄性知了在夏至后因感阴气之生便鼓翼而鸣，《月令七十二候集解》注疏曰"此物生于盛阳，感阴而鸣"。半夏生：半夏是一种喜阴的药草，因其自夏至开始蓬勃生长，此时正值夏天过半而得名。中医认为，当夏至阳气到达极致之时，就是阳气始衰之日，阴阳之气在寻求新的平衡。

"登台长早下台迟，移遍胡床无处移。"
——宋·杨万里《夏至后初暑登连天观》

## 二、夏至之于眼

夏之阳气由芒种起而日趋增强，在夏至达到极点，似乎每一个角落都弥漫着炎热的气息。夏至五行属火，与心相通。火为阳邪，具有升腾向上的性质，最容易上冲头面五官，引起眼部疾病。若体内心火旺盛，外感风邪犯眼，引动心火，火邪上炎，灼伤睑眦，容易导致睑弦赤烂（睑缘炎），出现眼眦部、睑弦红赤、溃烂、刺痒等不适症状。

中医认为，心主血液，血养目珠，血液具有濡养眼睛的作用，血液的充盈及运行有序是目视睛明的重要条件。夏至阳气盛强，易阳亢阴少，若久视则容易耗气伤血，熬夜则损耗精气阴液，体内阴不足、阴阳失衡，催生阴虚之火，虚火上灼于目，可导致目倦（视疲劳）。

"惜气存精更养神，少思寡欲勿劳心。"
——《摄养诗》

夏至与心气相通。此时阳气最盛，人体汗多，阳气发泄，皮肤松弛、毛孔张开，阳气会随汗液大量溢出体外，耗损过多则阳气处于内虚状态。而中医认为人体的"津液"与"气"、汗与血均同出一源，而心又主血，故易导致津液及心气心阳受损，出现少气懒言、头昏胸闷、心悸口渴、恶心甚至昏迷等不适症状。故心气（心阳）、心血（心阴）的变化对人体的健康有着密切影响。夏至养生，应遵循养阳的原则，可通过调情志、避风寒、调饮食，以及顺应自然的方式以维持阴阳平衡。

"夏三月，此谓蕃秀……夜卧早起，无厌于日。"
——《黄帝内经·素问》

夏至起居应晚睡早起，睡好"子午觉"。晚睡早起是顺应阳气升发的起居方式，"子午觉"可在此基础上保证睡眠质量、充养气血。子时（夜间23点到凌晨1点）是一天中阴气最盛、阳气较弱的时候，"阳气尽则卧"，可以养阳；午时（白天11点到13点）阳气最盛，阴气最弱，"阴气尽则寐"，小睡半个小时左右，可以让身体得到很好的休息和恢复。

> "苦夏食苦夏不苦。"
>
> ——民间谚语

大意是夏季要适当吃些苦味的食物则可解"苦夏"之局。

夏至时期，天气炎热，气压低、湿度大，人体多倦乏，会出现不思饮食、进食量明显减少、身体乏力、精神不振的现象，称为"苦夏"。可适当吃些苦味食物，如苦瓜、苦笋、苦丁茶等，有除燥祛湿、清凉解暑、促进食欲等作用，此外吃莲子、百合、芥蓝、荞麦等苦味食物亦对身体大有裨益。

从中医的角度而言，苦味入于心经，可泻降心火，用苦味之阴调整夏至的阳热。苦瓜能主治烦热消渴引饮，风热赤眼，中暑下痢，具有清热祛暑、养血滋肝、和脾补胃、明目解毒等功效，可治疗结膜炎、热病烦渴、中暑发热、痢疾、疮肿、痱子过多、小便短赤等症。但夏季食苦不宜过量，过苦则易损伤脾阳，引起恶心、呕吐、腹泻等不适，胃病患者及脾虚或大便秘结者应谨慎食用。

> "太极动而生阳，动极而静，静而生阴，静极复动。"
>
> ——《太极图说》

运动养生可在清晨或傍晚天气较凉爽时进行，推荐太极拳、八段锦、养生操等轻运动项目，注意不要运动强度过大或运动过量，否则易引起心血管疾病的发生。

## （一）穴位养生，点按极泉穴

定位：上臂外展，在腋窝正中，动脉搏动处。

手法：以拇指指尖点按极泉穴 2～3min，以微感胀痛为宜。

功效：极泉穴属手少阴心经，经常按摩此穴，能起到温通心阳的作用，也可促进新陈代谢。

## （二）通过夏至导引练习，调和心脏功能

手足争力式：争力，又称矛盾力、阴阳力、太极力，是指在练习中向相反方向用力，借以发力、持中，以达到伸展、圆空之意。通过腿的伸屈及手腿的争力练习，能有效促进手足少阳、少阴经气血的流注，使全身气脉得到锻炼。

练习目的：达到心肾相交、阴阳平衡。

预防疾病：腕、膝关节疼痛和腰背疼痛等疾患。

练习步骤如下。

1. 正身平坐，两腿伸直，两手自然覆按于两膝，竖脊含胸，呼吸均匀，思想安静，全身放松。

2. 右腿屈膝内收，脚掌自然踏地。

3. 两手十指交叉相握，右脚踏在两掌中间。

4. 右腿用力，右足向前蹬出；然后两臂用力将右足拉回。

5. 如此重复练习3次。

6. 两手松开，右腿伸直，还原成正身平坐的姿势，呼吸调匀，全身放松。

7. 左腿屈膝内收，进行对侧的练习，左右方向相反。

8. 还原成正身平坐的姿势，呼吸调匀，思想安静，全身放松。

## （三）消夏茶饮

### 1. 淡竹叶

功效：清热泻火，除烦，利尿。

取新鲜淡竹叶适量，开水冲泡，清香神爽，可解暑清心火，除烦止渴，还能缓解炎热伤津引起的小便短少涩痛。

### 2. 薄荷

功效：疏散风热，清利头目，利咽透疹，疏肝行气。

鲜薄荷叶做茶，饮之神清气爽，为清暑降温之妙品，有解暑解渴、提神醒脑、清心开胃之效。

### 3. 鲜荷叶

功效：清暑化湿，升发清阳，凉血止血

新鲜荷叶做茶饮，气清香，怡心爽身，饮之可消暑辟秽，利湿醒脾。

## 三、夏至节气注意事项

### 1. 饮食不宜过寒

夏至人们喜食用西瓜、绿豆汤等解渴消暑的食物，少则犹可，贪多定会寒伤脾胃，损伤阳气。

### 2. 运动不宜过汗、冷浴

运动最好避开暑热节段，可在清晨或傍晚天气凉爽的时候进行，不宜做剧烈运动，出汗太多，容易伤阴损阳；天气炎热，运动后毛孔开泄，不宜冷水洗浴，容易引寒气入体，损伤阳气，导致阴阳失调而患病。

夏至的气息，是阳气盛极的狂放外露，它不甘于平淡，也不甘于绵软。在这蝉声荷影中，如果能感受到心灵深处涌动的冲动与激情，感受到对生命善与美的渴望与共鸣，那么，也就感受到了这个时节中生命最美好的状态。

# 第十一节　小暑

> "倏忽温风至，因循小暑来。"
> ——唐·元稹《咏廿四气诗·小暑六月节》

## 一、何为小暑？

小暑，是二十四节气之第十一个节气，夏季的第五个节气。《月令七十二候集解》曰："暑，热也。就热之中，分为大小，月初为小，月中为大，今则热气犹小也。"小暑即小热，出梅入伏间，民间谚语以"小暑大暑，上蒸下煮"，比拟小暑之季的潮湿、闷热之状，由此可知该节气为全年中的强紫外线、高热、高湿之时。

> "小暑三候，一候温风至，二候蟋蟀居宇，三候鹰始鸷。"
> ——民间谚语

意为夏风带热浪，蟋蟀从田野转至屋檐栖息，鹰因地面热气而高空飞翔。此三候体现了小暑时节气候炎热，该节气在中医属于长夏，雨水较多，以致水汽弥漫，多见暑湿伤人，出现中暑、泄泻、水肿等症。因此该节气养生防病需顺应节气特点，方能防护得当。

## 二、小暑之于眼

炎热暑季，紫外线强，热邪伤阴液，眼失濡养，好发干眼症；酷热难当，人们戏水解暑，然温热潮湿处易滋生细菌，接触眼睛后易出现眼部干痒、红肿、分泌物增多等症状。因此暑季防护眼病，外出时可携带遮阳帽、遮阳伞、墨镜等物品防范紫外线，佐以加湿器、热毛巾敷眼等预防和缓解干眼症；而针对结膜炎患者，若要游泳，一是选择消毒完善的泳池，二佩戴密闭性好的泳镜，三结束后清洗全身，并擦干水。

## 三、茶疗护眼有术

古史记载"神农尝百草，日遇七十二毒，得茶而解之"，说明了茶饮具有药用价值，虽不可尽信，但茶饮仍可作为养生防病的辅助手段。小暑季节天气炎热，可选用枸杞子密蒙花茶饮用。以 3g 密蒙花，枸杞子 6g，倒入 85℃开水浸泡，代茶饮。密蒙花可以清热泻火、养肝明目、退翳，可用于目赤肿痛、多泪羞明、目生翳膜、肝虚目暗、视物昏花之症。搭配明目的枸杞子在一定程度上可以预防视力下降、干眼症等。

## 四、整体养生概况

中医养生防病提倡"顺应四时，天人合一"，如《素问·四气调神大论》倡夏季养生需"夜卧早起，无厌于日，使志无怒，使华英成秀，使气得泄，若所爱在外"，其含义是夏季养生可晚睡早起，不厌倦白日的漫长，保持心情愉悦，切勿发怒，使阳气从夏天盛长于外的状态顺利过渡至秋天收敛向内的状态，阳气宣发于外，对外在事物有浓厚兴趣。根据中医防未病思想，小暑节气防暑湿邪气，可通过及时补充水分、做好防晒、避免气温过高时出门以防暑邪侵袭；杜绝贪食生冷油腻之品，不久居湿地，保持干燥卫生以防湿邪侵袭。

防患于未然当可避免疾病发生，因此中医提出"虚邪贼风，避之有时"，小暑节气请注意以下几件事情来预防疾病。

## （一）避免贪吃冷饮

小暑节气炎热，冷饮之品虽可解一时之热，但多食易伤脾胃阳气，脾胃为气血生化之源，损之则气血亏虚，人体免疫力低下，引发感冒、腹泻等疾病。

## （二）避免湿发入睡

三伏将至，汗出频繁，若湿发入睡，则湿邪侵袭头部，导致头痛、头晕等症。

## （三）避免空调直吹

当汗出时切不可立即对着空调直吹，此时毛孔打开，寒气会顺势而入体内，损伤阳气，引发疾病。

## （四）穴位保养

中医药文化源远流长，除茶疗以外，穴位养生也是重要的保养之术，自古中医对脾胃病的防治尤为重视，因此提出"四季脾旺不受邪"。小暑时节人体出汗多、消耗大、湿气重，更容易出现周身乏力、脾胃不和的症状，使得本来就在夏季属于高发症的消化道疾病，更加多发频发。因此按摩、艾灸相应穴位可有效预防和治疗脾胃疾患。下面简单介绍几个此时节常用护佑脾胃的穴位。

**1. 中脘穴** 位于上腹部，前正中线上，脐上4寸。胸骨下端和肚脐连接线中点即为此穴。中脘穴对六腑的功能均有调节作用。治疗消化系统为主，以柔和而渗透之力按压中脘穴可缓解胃痛。

**2. 关元穴** 位于下腹部，前正中线上，脐下3寸。是"人身元阴元阳交关之处"，是元气出入的关卡，按摩、艾灸关元穴适用于脾胃病、女子月经病、肝胆病等疾病的治疗，健康人坚持每晚睡前用艾灸或按揉关元穴，可达到益气扶正的目的。

**3. 命门穴**　位于第二腰椎下两肾俞之间，属于督脉，为元气之根本，具有温煦阳气、强健腰膝的作用，治疗肾气不足、下元亏损所致的多种男科、妇科疾病，以及命门火衰、脾阳失运所致的畏寒腹痛、腹胀便溏、完谷不化等胃肠病。中医理论提倡"冬病夏治"，因此夏季借生姜、艾叶的温通祛寒之力温灸命门穴，可达振奋阳气、祛散阴寒、调整阴阳之功。

# 第十二节　大暑

"何以销烦暑，端居一院中。眼前无长物，窗下有清风。"

——唐·白居易《销暑》

## 一、何为大暑？

夏季的最后一个节气——大暑，是一年中最热的节气。大暑时节雨水多，也是雷阵雨最多的时期。大暑期间，正值中伏前后，是大部分地区一年最热时期，也是喜热作物生长速度最快的时期。

"大暑三候，一候腐草为萤，二候土润溽暑，三候大雨时行。"

——民间谚语

世上萤火虫约有两千多种，分水生与陆生两种，陆生的萤火虫产卵于枯草上，大暑第一候时，萤火虫卵化而出，所以古人认为萤火虫是腐草变成的；第二候是说天气开始变得闷热，土地也很潮湿；第三候是说时常有大的雷雨会出现，这大雨使暑湿减弱，天气开始向立秋过渡。

## 二、大暑之于眼

### （一）用眼护眼

#### 1. 天气酷热，谨防感染

夏天温度高，细菌繁殖快，眼睛油脂腺分泌旺盛，稍一疏忽眼睛就很容易受到感染。故眼睛红、肿、痒是夏天经常会碰到的问题，急性结膜炎、麦粒肿、眼睛外伤是夏天最常见的三种眼部疾病。因此要注意眼睛卫生，常洗手；长时间待在空调房间里时，要注意保持双眼的湿润度。

#### 2. 与水接触，谨防"红眼病"

游泳是防暑降温绝妙的运动方式，但水质如果不过关，眼睛就容易感染细菌，导致红眼病（结膜炎），出现眼睛红肿充血、眼痒、分泌物增多等症状。需注意，高度近视的患者不宜头朝下跳水，以免引发视网膜脱离；如果有感染症状，应尽快就医。

#### 3. 避免暴晒，谨防紫外线

夏天强烈的紫外线不仅会晒伤皮肤，也会"晒伤"眼睛。眼睛如果没有做好防晒工作，容易引起角膜炎、电光性眼炎等眼部损伤，出现眼睛红肿、流泪、视物模糊等不适。外出时要做好防晒，要佩戴有防晒效果的墨镜，同时使用遮阳伞和宽檐帽阻挡紫外线；户外工作者应更加注重眼部的防护，多补充新鲜蔬菜和水果；在医师指导下适当补充叶黄素。

#### 4. 谨防空调眼病——干眼症

大暑气候炎热，通常人们会待在空调房里，房间里冷气太足环境就比较干燥、空气流通不畅，造成眼睛缺氧，如果长时间待在空调房，又时刻紧盯电脑屏幕或者玩手机，眨眼频率降低，加速泪液挥发，容易引发眼睛干涩等问题，导致干眼症的发生。电脑办公人群要适时放松双眼，有意识地多眨眼；可在座位附近放置茶水或植物盆栽，以增加空气湿度；眼疲劳时可以用毛巾热敷缓解；限制使用电子产品的时间，注意劳逸结合；眼睛如果感到干涩等不适症状要及时就医，可在医生指导下用药，切忌乱用眼药水。

## （二）穴位调护

按摩关冲穴，防暑又护眼。关冲穴为手少阳三焦经的首穴。"三焦者，决渎之官，水道出焉"，三焦经可以通利水湿，使暑随湿去，因此在炎热的夏季经常掐关冲穴可以预防中暑的发生。一旦中暑，掐关冲，还能促进苏醒，是炎夏时节需要常记于心的一个重要穴位。

## （三）中药茶饮

1. **橘皮饮** 橘皮10g（鲜皮加倍），冰糖适量，用开水浸泡后代茶饮。此饮具有理气开胃、燥湿化痰的功效，适用于暑湿所致的脘腹胀满、饮食无味者食用。

2. **莲梗薏苡仁扁豆粥** 莲梗30g，柳叶3g，薏苡仁15g，扁豆20g。加水3碗，煎至1碗服用，每日1剂。常食有祛暑清热、健脾利湿的作用。

3. **益气养阴生脉汤** 人参3g，麦冬10g，五味子5g。将各药加水煎取汁，连煎3次，然后将3次汁混合备用。每日1剂，分数次温饮。此方能益气复脉、养阴生津。适宜于心悸不宁、少气懒言、夜寐不安、多梦健忘、口干舌燥等症。

"俯人间，大暑少清风，多炎热。"

——宋·刘将孙《满江红·和李圆峤话别》

## （四）日常保健

夏季气候炎热，酷暑多雨，暑湿之气容易乘虚而入，暑气逼人，心气易亏耗，尤其老人、体虚气弱者往往难以将养，而导致苦夏、中暑等症状。

多吃健脾燥湿的食物。盛夏暑热，易阻遏气机，损伤阳气，宜晨起食用热粥，亦可食用赤小豆、扁豆、薏苡仁、芡实、淮山药等药食同源的食物以健脾燥湿。

饮食宜清淡。大暑时节，气候炎热，应特别注意消暑，荷叶、冬瓜、西瓜、芦根、竹叶、绿豆、凉瓜等都是不错的选择。

吃姜暖胃增食欲。俗语说，"冬吃萝卜夏吃姜"。夏天虽热，但阳气在表，阴气在里，内脏反而是冷的，容易腹泻，所以要吃暖胃的姜。姜具有增进食欲、祛风散寒、解毒杀菌的功效。

益气养阴的食物不可少。大暑天气酷热，出汗较多，容易耗气伤阴，此时，人们常常"无病三分虚"。因此，除了要及时补充水分外，还应常吃一些益气养阴的食物以增强体质，使湿热之邪无机可乘。但所选食物一定要清淡，不可过于滋腻，否则极易伤胃，导致消化不良。如淮山药、红枣、海参、鸡蛋、牛奶、蜂蜜、莲藕、木耳、甲鱼、豆浆、百合粥等，都是夏日进补的佳品，可根据个人喜好选用。

适当保持运动。早晨醒来，可先在床上做一些保健的动作，如熨眼、叩齿、鸣天鼓等，再下床活动。早晨可到室外进行一些健身活动，但运动量不可过大，以身体微出汗为度，可选择散步或练习太极拳等。日常生活中，气温高的中午不要外出，而居室温度亦不可太低，工作量不宜过大。

防止"情绪中暑"。大暑时节高温酷热，人们易动"心火"，会产生心烦意乱、无精打采、思维紊乱、食欲不振、急躁焦虑等异常行为，这是"情绪中暑"所引起的。养生要注意心态宜清静，越是天热越要"心静"。何以消烦暑，诗人白居易是这样做的。

"热散由心静，凉生为室空。"

——唐·白居易《销暑》

## （五）注意事项

**1. 寡言以养气**　大暑时节，人体元气不足，若是经常喋喋不休、大声叫喊，必然要消耗肺气，影响呼吸系统的正常功能，致使体内元气不足，外邪乘虚而入致百病丛生。有些人追求刺激，群聚一起狂呼乱叫，嬉笑不已，这样只会损精耗气，使人精神飞驰，血气流荡，变生他疾。因此，这个时节应寡言少语，以养元气。

**2. 冬病夏治**　大暑是全年温度最高、阳气最盛的时节，在养生保健中常有"冬病夏治"的说法，故对于那些每逢冬季发作的慢性疾病，如慢性支气管炎、肺气肿、支气管哮喘、腹泻、风湿等阳虚证，是最佳的治疗时机。"三伏贴""三伏灸"都是冬病夏治的常用方法。

**3. 预防阴暑伤人**　人们夏季对中暑的预防较为重视，但对阴暑证往往认识不足，正如《景岳全书》所说："暑热逼人者畏而可避，可避则犯之者少，阴寒袭人者快而莫知，莫知则犯之者多，故凡有病暑者，阳暑不多见，而阴暑居其八九。"对于阴暑，中医这样论述的："静而得之""避暑乘凉得之"。意思指夏天酷暑，人们往往贪凉露宿，或因久卧空调房间，或因饮用生冷、甜腻之品无度而患此病症。阴暑的致病原因不单纯是暑邪，而兼有寒和湿，所以阴暑不像中暑那样明朗化和发病急骤，阴暑病程比较长，湿邪缠绵，治疗方法不对，患者也极为苦恼。

# 第十三节　立秋

"兹晨戒流火，商飙早已惊。云天收夏色，木叶动秋声。"
——唐·刘言史《立秋》

## 一、何谓立秋？

《月令七十二候集解》写道："立秋，七月节。立字解见春。秋，揪也。物于此而揪敛也。"立秋是秋季的第一个节气，预示炎热的夏季即将结束，也象征着丰收的到来。《素问·四气调神大论》写道："春夏养阳，秋冬养阴。"根据"春生、夏长、秋收、冬藏"的规律，立秋养生应以"收"和"养"为原则。

"谁念西风独自凉，萧萧黄叶闭疏窗，沉思往事立残阳。"
——清·纳兰性德《浣溪沙·谁念西风独自凉》

秋天带来了凉意，也带来了"燥"。中医认为燥为秋季的主气。到了秋天，凉风来袭，身体能立刻感知凉意，汗液往回收，津液往里走，出现"干燥"的症状，比如鼻孔干燥、嗓子干燥、皮肤干燥、毛发干枯、小便赤黄、大便干结等。

## 二、立秋之于眼

现代人经常长时间对着电子屏幕，加之秋季气候干燥的原因，更容易出现干眼症。秋季期间发生的干眼症常与肺阴不足证相关。除及时就医外，部分干眼症可以通过热敷按摩的方法，让眼部得到舒缓，缓解眼干等症状。

秋季干燥，空气中颗粒物大量增多，有的患者眼睛会对这些颗粒物过敏而发生过敏性结膜炎。每到秋季，因频繁眨眼、揉眼、眼痒、眼红来眼科就诊的患者增多。

## 三、立秋民俗"贴秋膘"

人在夏天胃口不佳，饭食清淡，体重可能会减轻，称为"苦夏"。秋风凉爽，胃口渐好，就想吃点儿"好料"，补偿夏天的损失。民间称之为"贴秋膘"，首选吃肉，所谓"以肉贴膘"。

中医学认为，秋属燥，燥胜则干，肺喜润而恶燥，秋季之干燥最易伤肺。秋季燥气当令易伤津液，是一个适合养肺、润肺的季节。《素问·脏气法时论》写道："肺主秋……肺欲收，急食酸以收之，用酸补之，辛泻之。"酸养肝敛阴，辛发散泻肺。秋季宜收不宜散，因此，尽量少辛多酸。适当多食酸味果蔬，不要贪吃各种油腻辛辣的食品。例如蒸鱼，秋季可少放姜丝，用柠檬片代替，做一道柠檬鱼；红糖姜茶，这时候就不太适宜，可以喝柠檬蜂蜜饮。

《饮膳正要》有言："秋气燥，宜食麻以润其燥，禁寒饮。"秋季饮食应以滋阴润肺为宜，避免寒凉食物损伤脾胃。适宜食用芝麻、莲子、核桃、杏仁等柔润食物，有益胃生津、润肠通便的功效。除此以外，还可以煮些药粥，粳米甘平，宜煮粥食，配合一些滋补津液的药材，比如生地黄、玄参、石斛、沙参等，加上少许冰糖，堪称初秋的绝配美食。这个时期也可多食用糯米、雪梨、甘蔗、酸奶等。一碗润燥美颜的冰糖银耳汤，从内养外，是皮肤绝佳的保养品，也是秋季适宜的甜品。

"自古逢秋悲寂寥，我言秋日胜春朝。"
——唐·刘禹锡《秋词》

《素问·四气调神大论》写道："秋三月，此谓容平。天气以急，地气以明。早卧早起，与鸡俱兴。"立秋之后，天气转凉，除了食补调养外，还需要适量运动。运动也应顺应"收"和"养"原则，尤其是老年人、儿童、体质虚弱者，宜做些舒缓的运动，比如太极拳、五禽戏、八段锦、慢跑、跳操、快步走都是不错的选择，注意运动强度不宜过大，只要达到微微发汗的程度就好，以防出汗过多，阳气耗损。

在秋季容易出现的各类不适，可通过按压、针刺相应的穴位缓解。秋季对应的十二经脉为肺经与大肠经。肺与大肠相表里，肺开窍于鼻。

迎香穴为大肠经之腧穴，位于鼻翼外缘中点旁，当鼻唇沟中，可刺、可按，不建议灸法，具有清热散风、祛燥润肺、通利鼻窍等作用。

肺俞穴，位于第三胸椎棘突下，后正中线旁开1.5寸。可点按、揉搓，亦可叩击。具有舒缓穴位周围的颈项拘急、肩背痛以及改善咳嗽、气喘、感冒等肺系疾患的功效。

## 第十四节　处暑

"七月中，处，止也，暑期至此而止矣。"
——《月令七十二候集解》

## 一、何谓处暑？

"处暑天还暑，好似秋老虎"，作为二十四节气中的第十四个节气，如《月令七十二候集解》所述："七月中，处，止也，暑期至此而止矣。"处暑的"处"即为"止"，取终止之意。处暑节气后，炎热的夏天才算正式结束，全国各地的暑气才逐渐散去，凉意渐生。

"处暑三候，一候鹰乃祭鸟，二候天地始肃，三候禾乃登。"
——民间谚语

一候"鹰乃祭鸟"，说鹰自此日起感知秋之肃气，冷酷地搏杀猎物。二候"天地始肃"，天气因"肃"而清，因"肃"必"肃杀"，所以，肃清后必带来萧瑟之气。三候"禾乃登"，天气肃杀后，庄稼才有收成，成熟曰"登"。处暑肃杀、收敛之意甚浓。

作为夏秋交替的过渡时节，处暑既有盛夏之余暑，又有新秋之初燥，占有"暑"和"燥"两邪，而当以消暑而润燥为养。

"处暑天还暑，好似秋老虎。"
——民间谚语

处暑，这是隶属秋季的第二个节气。溽热的暑气至此才渐渐消退。在北方，由立秋到处暑，秋爽如约而至。即使是大晴天，也不再有那种黏黏的闷热感了，但南方依然很热，也是人们常说的"秋老虎，毒如虎"。这也提醒人们，秋天还会有炎热之时，如《清嘉录》所述："土俗以处暑后，天气犹暄，约再历十八日而始凉。"意思是还需要再经十八日，天气才能真正转凉入秋。

"处暑送鸭，无病各家。"
——民间俗语

## 二、处暑之于眼

处暑季节，眼睛也很容易出现干燥现象。民间有一句俗语"处暑送鸭，无病各家"，鸭肉味甘性凉，肥瘦适宜，不热不燥，温补不上火，非常适合秋老虎天进补食用。同时，鸭肉含有大量的蛋白质、钙、磷、铁、维生素 $B_1$、维生素 $B_2$ 等，都有利于眼睛，加之鸭肉有滋阴补虚的作用，更能够缓解由阴虚肺燥导致的眼部干涩，为缓解处暑眼干的良品。

暑邪耗气，秋燥伤阴，处暑时养生以益气养阴为准则。

### （一）养阳益气

暑为阳邪，易伤阳气，暑性升散，易耗津液。在处暑时节，午时气温仍旧炎热难耐，容易大量流汗，中医认为，汗出而腠理开，腠理疏松而气随汗而外泄，故有"伤暑气"之说。处暑养生要顺应其阳盛于外的特点，注意养护阳气，强调"养阳"为上。正午炎热时避免外出活动，条件允许时可睡午觉，但时间不宜过长，以半小时为宜。保养阳气，勿令发泄。

### （二）润燥养阴

中医认为"天人相应"，处暑之后，自然界湿度相对较低，人体也出现一些"干燥"的症状。肺位于人体上部，喜润而恶燥，燥最容易损伤到肺脏。因此，处暑时节应注重固护肺阴，多吃水果蔬菜等润肺生津、养阴清燥之食物。

在日常生活中可采用穴位按压以及养生茶饮的方法，达到养阴护目之目的。在穴位上，我们可以选择灸三阴交穴、太溪穴，两穴主司养阴，再辅以定喘穴、膏肓穴和肺俞穴以养肺。在揉按过程中，力量一定要轻揉、渗透和持久，有轻微酸胀即可，每次十分钟左右。

在茶饮方面，处暑最为推荐的就是百合莲子汤、秋菊清心茶。百合莲子汤选用干百合100g、干莲子75g、冰糖75g。文火炖煮40min，即可食用，有安神养心、润肺和胃之效。秋菊清心茶选用杭菊5g、麦冬5g、百合5g、红茶叶一小撮，热水冲泡即可饮用，有滋阴润燥、宁神养心之功。选这两味茶饮，定会帮助你更顺利地度过燥热难耐的处暑时节。

"离离暑云散，袅袅凉风起。"<br>——唐·白居易《早秋曲江感怀》

处暑之后，阴气渐渐抬头，早晚凉风习习，昼夜温差加大，气温逐渐走低。但是因为秋老虎的影响，气温并不会很低。古人说：春捂秋冻。此时适当挨冻，不要过快加衣，可以提高身体抗寒能力，提高呼吸系统的适应性。但是对于体质差的人，应尽量避免秋冻。夜晚睡觉时不要秋冻，盖好被子，防止感冒。如果昼夜温差太大，也要及时添加衣物，不要盲目秋冻。

## 第十五节　白露

"蒹葭苍苍，白露为霜。所谓伊人，在水一方。"<br>——《诗经》

### 一、何谓白露？

从这一天开始一夜凉过一夜，夜间空气中的水汽遇冷凝结于草木之上，早晨，秋日金色的阳光漫洒之时，这露珠看上去晶莹剔透，如白玉一般。

"白露三候，一候鸿雁来，二候玄鸟归，三候群鸟养羞。"
——民间谚语

意为鸿和雁列队寻找过冬之处，燕子南迁寻找乐土，白鸟储备干果过冬。此三候多有归、养、藏之意。孙思邈《摄养论》写道："是月，心脏气微，肺金用事。宜减苦增辛，助筋补血，以养心肝脾胃。"

白露前为处暑，后为秋分，是炎热转凉，气候转燥之时。二十四节气中，全国降水总量减少最多的是寒露和白露，仿佛是露多了，空气湿度降低，雨水便少了，"秋燥"就出现了。此时，自然界暑阳还未退尽，体内微阴渐生，是全面养阴的开始。

"白露身不露，着凉易泻肚。"
——民间谚语

秋燥伤阴，白露养生，需遵循养阴润燥的原则。

一补肺阴。我们常理解的肺是用来呼吸的脏器，中医认为肺主管津液输布，谓为水之上源。二养胃阴。秋燥时节，胃阴不足，立秋之后，是调理脾胃的好时机。三储阳气。把天地之阳气开始潜入地中，阳气储备越足，来年的升发之力越足。人之根在于肾，阳气蕴藏，来年元气充足。谚语说，"白露身不露"，意思是白露节气一到，不能再露胳膊露腿了，需穿长衣长裤，床头备小被，空调温度调高或者不开，防止寒邪入侵。散步、静坐以养心神。比夏天早睡，睡前泡脚，都有助于厚积薄发，储备阳气。

"白露必吃龙眼。"
——民间俗语

福州传统，民间认为白露当天应吃龙眼补身体。龙眼本身能益气补脾，养血安神。

## 二、白露之于眼

白露时，多有肺阴不足，是燥热之邪伤肺阴所致。在五轮学说中，白睛在脏属肺，肺与大肠相表里。肺阴不足常致白睛干涩，赤丝隐隐难退、白睛溢血，或出现金疳等症。胃阴不足，所以目珠干涩不润。因此在干燥的秋季，眼干、眼涩、结膜充血容易应时而生，肺阴不足证、肺脾亏虚证等是常见证型，而在日常膳食中，这里推荐两种食物：百合和石斛。

百合，性质偏寒，味甘。养阴润肺，宁心安神。中国古代经方中有百合地黄汤，民间小食有百合粥、百合雪梨饮。百合粥：百合50g、粳米60g，冰糖少量。有润肺止咳、补中益气、清心安神的作用。百合雪梨饮：百合10g，大雪梨1个，冰糖少量。将雪梨去皮、核，切小块，加百合、冰糖、水，煮开即可。具有养阴润肺、清心安神之功效。

石斛，性微寒，味甘。益胃生津，滋阴明目。石斛配菊花、石斛配枸杞子可补肝肾、益精血以明目。民间小食清热石斛粥：石斛30g、糙米100g，食用有养阴清热之功效。

下面简单介绍两个此时节常用保健穴位。

睛明，本穴属于足太阳膀胱经，汇集五脏六腑气血，供给双眼，使眼睛明亮清澈，故名"睛明"。按摩时闭眼，双手指尖微用力至酸胀，持续1min，放松10s，反复3至5次。

孔最，孔，孔隙也，最，多也。手太阴肺经的郄穴，位置在腕横纹上7寸。肺之时序应秋，其性燥，肺经所过之处其土（肌肉）亦燥，肺经的地部经水由此渗入脾土。每天敲揉或按压孔最穴2min，每天两次。

"凉风肃兮白露滋，木感气兮条叶辞。"
——三国·曹植《离友诗·凉风肃兮白露滋》

开篇说道，白露是二十四节气中最诗情画意的日子。唐代诗人杜甫的《白露》，唐代李白的《寄远十二首》以及唐代颜粲的《白露为霜》等都是以白露时节为背景创作的诗词。

白露是二十四节气中第十五个节气，也是昼夜温差最大的一个节气。人们身感炎凉之转折，眼见雁飞花残，季节更替，风景变换，人生悲喜交加，极易触景伤情。悲秋的情绪抑郁、低沉，现代医学发现，抑郁会诱发眼睛干涩，泪液分泌不足。抑郁症中医叫郁证，主要机制是以肝气瘀滞、肝气不舒为基础导致的，进而会有气机不畅，影响到痰火食湿在体内，出现瘀滞的状态。而肝主泪液，润泽目珠，肝肾阴虚证、肝经郁热证是干眼症常见证型。丹栀逍遥散清肝解郁，养血明目；杞菊地黄丸补益肝肾，滋阴养血。

"金风玉露一相逢，便胜却人间无数。"
——宋·秦观《鹊桥仙·纤云弄巧》

在冷风白露间，眼中所见皆是清寒萧瑟之景。世间万物天地轮回，自然蕴藏的力量，有归隐，才有来年生机的勃发。放眼辽阔天地间，白露寒霜乜可以是金风玉露了。

# 第十六节　秋分

"但愿人长久，千里共婵娟。"
——宋·苏轼《水调歌头》

## 一、何谓秋分？

秋分，是秋的正中间，所谓平分秋色也，分开了初秋的闷燥和深秋的寒凉，有某种余韵，也像是某种开始。从这一天起，阳光直射的位置继续由赤道向南半球推移，北半球开始昼短夜长。在南北两极，秋分这一天的太阳，整日都在地平线上。而此时我国大部分地区已经进入凉爽的秋季，南下的冷空气与逐渐衰减的暖湿空气相遇，产生一次次的降水，气温也一次次地下降。秋高气爽，丹桂飘香，蟹肥菊黄，是非常美好宜人的时节。

"秋分三候，一候雷始收声，二候蛰虫坯户，三候水始涸。"
——民间谚语

意为雷在八月阴中收声，冬眠的虫子开始储备食物、挖洞穴，河水渐渐干涸。

古人认为，雷是因为阳气盛才发作，因此春分时乃发生，而阴气开始渐旺时，则该开始收声了。

秋分，正当其时。因此秋分一到，几乎就听不到雷声，随后冬天蛰伏的小虫们开始为入冬做准备，等到秋分节气的末尾，自然界中河流的水位开始下降，甚至变得干涸。人们在养生中也应本着阴阳平衡的规律，使机体保持"阴平阳秘"的原则，按照《素问·至真要大论》所说，"谨察阴阳所在而调之，以平为期"，阴阳所在不可出现偏颇。

"乾坤能静肃，寒暑喜均平。"
——唐·元稹《咏廿四气诗·秋分八月中》

在秋分之时预防和养生上要做到"圣人春夏养阳，秋冬养阴，以从其根"（《素问·四气调神大论》）。秋分疾病实证具有在秋季加重、夏季缓解的发病规律；而虚证则具有秋季病稍减、夏季加重的特点，不论哪种发病规律，其原因都在于肺与其他四脏因时而变的适应性调节功能紊乱。

因此，具体做法是："秋三月，此为容平。天气以急，地气以明。早卧早起，与鸡俱兴；使志安宁，以缓秋刑；收敛神气，使秋气平；无外其志，使肺气清。此秋气之应，养收之道也，逆之则伤肺。"意思是应该顺应秋气的内敛、肃降以养生保护肺的气阴，则机体会健康无病。秋分时可以冥想自己身处高山流水或花好月圆之类的境况中，沉浸在天然和谐的梦幻里，不仅可以消除疲乏，也能缓解紧张情绪，另外对助眠也大有裨益。同时，秋季天高云淡，参加郊游或登山等活动，让身心在登高望远的过程中舒缓，更能从中领悟秋分的魅力。

"秋分吃秋菜。"
——民间俗语

在秋分时节，仪式感可是少不了的。在吃的方面，岭南一些地方有秋分时节"吃秋菜"的习俗。所谓的秋菜，就是当地生长的一种野苋菜，乡人称之为"秋碧蒿"。当地人会专门在秋分这天上山采摘秋菜。采回秋菜后将它与鱼片文火熬成汤，名曰"秋汤"。不过人们吃这秋菜，倒不是为了享受美味，而是为了讨求其中美好的寓意。俗语道："秋汤灌脏，洗涤肝肠。阖家老少，平安健康。"人们趁着秋分之时，不辞辛苦上山采摘秋菜，为的就是祈愿家宅安宁，身体安康。

除了吃秋菜、喝秋汤等习俗，人们还会在这一时节吃螃蟹。不仅仅是因为这一时期正值螃蟹成熟的季节，膏黄饱满，味道醇鲜，还因"蟹"在汉语中与"谢"同音。人们以此款待亲朋好友更能表达内心真挚的情感。在养生功效上，也可滋肝阴、充胃液、抗结核。元朝画家倪瓒在《云林堂饮食制度集》中就详细记载了古人的煮蟹之法："用生姜、紫苏、橘皮、盐同煮。才火沸透便翻，再一大沸透便啖。凡煮蟹，旋煮旋啖则佳。以一人为率，秖可煮二只，啖已再煮，捣橙虀、醋供。"清人袁枚谈到煮蟹时曾说："蟹宜以淡盐汤煮熟……蒸者味虽全，而失之太淡。"煮蟹，可保留蟹之原味，不加盐、醋也可五味俱全；加之，则可使味更鲜美。这是螃蟹的独特之处。

古人的这套煮蟹之法流传至今，我们也不妨在凉爽的秋分时节动手一试。将螃蟹清洗干净，然后先将两只放入锅中，注入清水。再加入老姜、紫苏、桂皮和少许盐。螃蟹性寒，加入老姜益脾胃，紫苏除寒热，桂皮则增添风味。当水初次滚沸时，翻转螃蟹。再次滚沸时，即可捞出。值得注意的是，螃蟹应即煮即食，不必全部下锅，这是古人品鲜的讲究。蟹入口中，古人曾形容为"美如玉珧之柱，鲜如牡蛎之房，脆比西施之舌，肥胜右军之脂"。清冷明月夜，秋燥来袭，把酒吃蟹，滋阴祛寒，于我们的身体大有裨益。

"秋分客尚在，竹露夕微微。"

——唐·杜甫《晚晴》

## 二、秋分之于眼

秋分时，南下的冷空气与逐渐衰减的暖湿空气相遇，产生一次次的降水，气温也一次次地下降，加之气候干燥，使肺失宣降，易表现出口鼻干燥、皮肤干燥、干咳无痰或少痰，甚者可见鼻血、咯血或痰中带血等。

眼科疾病同样与节气变化密切相关，《银海精微·五轮八廓总论》谓："肺属金，曰气轮，在眼为白仁。"故在秋分之时，多好发白睛疾病，如急性细菌性结膜炎、病毒性结膜炎、干眼症等。

护眼方面，避免熬夜，忌用眼过度或风沙烟尘刺激，勿滥用滴眼液。穴位可选睛明、攒竹、四白、承泣、太阳、丝竹空、阳白等眼周穴位进行调养。

饮食调养上，强调秋分时忌食苦燥辛辣，应多食养肺润燥类酸性食物，比如芝麻、核桃、糯米等，秋天上市的果蔬品种多样，其中包括藕、荸荠、甘蔗、秋梨、柑橘、山楂、苹果、葡萄、百合、银耳、柿子、芝麻、蜂蜜等。在秋分时节，亦可适当多吃些辛味、酸味、甘润或具有降肺气功效的果蔬，特别是白萝卜、胡萝卜。秋分养生虽然以多吃辛酸果蔬为主，但也不可吃得太饱太撑，以免造成肠胃积滞。值得提醒的是，秋分后寒凉气氛日渐浓郁，如果是本身脾胃不好、经常腹泻的人，水果吃多了还容易诱发或加重疾病。

"金气秋分，风清露冷秋期半。凉蟾光满。桂子飘香远。"
——宋·谢逸《点绛唇·金气秋分》

秋分时节放风筝，就像是一场向夏天告别的仪式，如屠岸先生说的那样，去向夏日里的璀璨和斑斓道别，并使它们在心底"永远刻下五彩缤纷的印象"。除此之外，秋分这天，各地还有送"秋牛图"、放风筝等活动，所谓送"秋牛图"，便是一些善言唱的民间艺人，在秋分这天会挨家挨户地上门去唱些与丰收有关的吉祥话，并送上一二开的红纸或者黄纸，上面写着二十四节气，还画有农夫牛耕的画面。因着丰收的好兆头，送秋牛图的"秋官"还会收到不少赏钱，也算是自己的"丰收"。

秋分平分了盛夏与严冬，兼有初始与结束的韵味，既带着昨日的遗憾，又不失对明日的期盼，大概也因如此，人们会把许多愿望放在这时，或是对将来的冬的期许，或是对已过的夏的怀念，但秋终究是有秋的意义：并不是所有的繁华落尽，一切都将归于凋零，拂去浮华，一切都将回归原来的本真。

# 第十七节　寒露

"斗指寒甲为寒露，斯时露寒而冷，将欲凝结，故名寒露。"

——史书记载

## 一、何谓寒露？

《月令七十二候集解》说："九月节，露气寒冷，将凝结也。"寒露是秋季的第五个节气，是二十四节气中最早出现"寒"字的节气，标志着气候将由凉爽转向寒冷。此时，气温较白露时更低，露水更多，洁白晶莹的露水快要凝结成霜，且带寒意，故名寒露。

"寒露三候，一候鸿雁来宾，二候雀入大水为蛤，三候菊有黄华。"

——民间谚语

此"三候"的意思是指：正所谓"雁以季秋后至者为宾"，该时节鸿雁列队大举南迁；季秋天寒，雀鸟都不见了，古人看到海边突然出现很多哈蜊，并且其条纹、颜色与雀鸟很相似，便以为是雀鸟变的；菊花此时普遍盛开。古人通过观察自然界的物候现象，表明了寒露时节正处深秋之际。

## 二、寒露之于眼

寒露时节，雨水渐少，空气干燥，其节气最大的特点是"燥"。中医认为，燥性干涩，易伤津液。此时，人们若长期暴露于干燥环境之中，最易出现眼睛干涩、疼痛、视物不清等干眼症的症状。此外，中医认为，肺气与秋气相通，燥最易伤肺。该时节，人体肺阴易伤，易出现肺阴不足的情况，若此时内外合邪，燥热犯目，则更加容易罹患干眼症。根据"外避邪气，内养正气"的中医治疗理念，此时，人们应该尽量避免久居干燥环境，以防燥邪侵犯人体，同时，应在医师的指导下，内服滋阴润肺的食物、药物，以恢复机体的平和状态。

寒露当令，自然界中，阳气渐退，阴气渐盛，昼夜温差大。若不及时添衣保暖，免疫力低下的人群易患过敏性结膜炎、病毒性角膜炎等眼病。过敏性结膜炎归属于白睛疾病的范畴。白睛暴露于外，易受外邪侵袭而发病，其起病大多较急，发展速度快，其最基本的临床表现是白睛红赤。病毒性角膜炎，中医称之为"聚星障"，归属于黑睛疾病的范畴。中医认为，素体阴虚，正气不足，复感外邪，可导致聚星障的发生。

"寒露吃芝麻。"

——民间习俗

上文提到"燥"是寒露节气最大的特点，因此，该时节养生尤其要预防"秋燥"。

"秋气燥，宜食麻以润其燥。"民间早有"寒露吃芝麻"的习俗，芝麻具有养阴润燥的功效。《神农本草经疏》记载芝麻："气味和平，不寒不热，益脾胃，补肝肾之佳谷也。"芝麻与其他中药配伍使用，对肝肾不足、大便秘结、须发早白、病后虚羸等病证均有较好的治疗作用。

正所谓"秋冬养阴"，该时节，人们应当早睡早起，注意固护阴液、保养阴精。多食甘润之品，尤其是滋阴润肺、健脾和胃之品。少食辛辣刺激、肥甘厚腻之物，以防燥热伤阴、痰湿碍脾。这里推荐山药百合大枣薏苡仁粥：食材为山药90g、百合40g、大枣15枚、薏苡仁30g、大米适量；诸食材洗净后共煮粥；有滋阴健脾养胃的功效。

"白露身不露，寒露脚不露。"
——民间谚语

民谚有"吃了寒露饭，单衣汉少见"的说法。正如前文所说，寒露标志着气候将由凉爽转向寒冷，昼夜温差大。该时节不宜再进行"秋冻"，尤其是年老体弱之人，早晚要及时添衣御寒，防止寒邪伤人，尤其要重视脚部的保暖。正如谚语所言，"白露身不露，寒露脚不露"，意思是白露穿衣不能赤膊露体，寒露的时候要注意脚部保暖，防止寒从脚生。中医认为，足部是足三阴经、足三阳经的起止点，与全身经络脏腑密切相关，因此，寒露时节要注意足部的保暖。此外，该时节也要注意肩颈、腰背的保暖。在这里推荐两个保健穴位：涌泉穴、委中穴。

涌泉穴，位于足底部，蜷足时足前部凹陷处，是足少阴肾经常用腧穴之一。所谓"肾出于涌泉"，是指肾经之气，犹如源泉之水，来源于足下，涌出灌溉全身四肢百骸。经常揉按温暖涌泉穴具有引火归元、安神助眠的作用，此法尤其适用于老年人。

委中穴，位于膝后区，腘横纹的中点，腘窝正中，是足太阳膀胱经常用腧穴之一。正所谓"腰背委中求"，经常揉按委中穴，具有舒筋活络、缓解腰背部疼痛的作用。

"袅袅凉风动，凄凄寒露零。"
——唐·白居易《池上》

寒露时节，正处深秋之际。深秋之际，秋风萧瑟，草木枯落，大地呈现一片肃杀之象，让人看着就容易引起凄凉、垂暮之感，产生悲伤、忧郁等不良情绪。中医认为，喜、怒、忧、思、悲、恐、惊等情志和内脏密切相关，悲为肺之志。悲伤过度，最易伤肺，影响肺的生理功能。因此，该时节，需调畅情志，切莫过度悲秋。此时，可以多参加群体活动，多做些开心快乐的事情，保持良好的心态。在这里，向大家推荐登高、赏菊、垂钓等活动。其中，通过登高望远的方式，可以有效地呼出体内浊气，宣发肺气，开阔胸襟。

"紫葛蔓黄花，娟娟寒露中。"
——唐·王昌龄《斋心》

也许，在大多数人眼里，"寒露"代表着寒冷、凄凉、衰退等。然而，寒露时节，我们一样可以选择享受秋日阳光、美食、美景，惬意地生活着。

## 第十八节　霜降

"霜降水返壑，风落木归山。冉冉岁将宴，物皆复本源。"
——唐·白居易《岁晚》

## 一、何为霜降？

霜降，是二十四节气之一，也是秋季的最后一个节气。《月令七十二候集解》中说："霜降，九月中。气肃而凝，露结为霜矣。"此时阳气渐弱，阴气始凝，天气逐渐寒冷，预示着已进入深秋时节。霜降不是表示"降霜"，而是指这个时间段，气温骤降、昼夜温差大。东汉王充在《论衡》中提道："云雾，雨之徵也，夏则为露，冬则为霜，……雨露冻凝者，皆由地发，不从天降。"由此表明"霜"并不是从天上降下，而是地面的水汽遇冷凝结而成。霜降节气的特点是早晚天气较冷、中午较热，昼夜温差大，秋燥明显。

"霜降三候，一候豺乃祭兽，二候草木黄落，三候蛰虫咸俯。"
——民间谚语

霜降三候，豺开始捕猎过冬，将猎物堆放在一起，像是在"以兽祭天"祈求来年风调雨顺。气温也逐渐降低，草木的叶子全部枯黄、掉落。最后五日，寒气肃凛，蛰虫在洞中都低头不食，进入冬眠状态。

霜降，是秋与冬的过渡时期，在每年公历10月23～24日。霜降时节已进入深秋，根据中医"五行学说"，秋季属于五行中的"金"，对应的脏腑为肺脏。霜降后，由于气温低，寒邪极易犯肺。此外，由于燥邪偏盛，耗伤津液，会出现各种如皮肤干皱、毛发枯槁、齿干唇裂、眼睛干涩等现象。肺与秋气相应，在志为忧（"肝、心、脾、肺、肾"五脏在情志上分别对应"怒、喜、思、忧、恐"），霜降时节，万物凋零，人感受季节的较大变化容易引发忧思，继而影响身体健康。

**1. 适时进补，事半功倍**

进入霜降后，气温较低，寒冷时，人们需要适当地补充能量来提高机体的免疫力，民间还流传有俗语"补冬不如补霜降"。因此，选择在霜降前后进补，能达到事半功倍的效果。

### 2. 滋阴润燥，以防秋燥

秋季燥邪容易耗伤人体津液。元代医家忽思慧在《饮膳正要》中说"秋气燥，宜食麻以润其燥"，所以，霜降预防秋燥，应多吃芝麻、蜂蜜、银耳之类的食物。霜降节气五行属金，脾属土，脾胃为后天之本，运化水谷精微物质至全身。多食健脾养阴润燥之品，如百合、银耳、山药等，不仅可以滋养全身阴液，还可健脾补肺，培土生金。（五行相生理论：土生金，通过补益脾土达到补益肺金的效果。）

### 3. 避风保暖，以防贼风

霜降是秋冬气候转折的过渡时期，一定要适时增添衣物，以避风保暖，防止贼风侵入人体。（贼风：指从孔隙透入的，不易察觉而可能致病的风。）

"相识应十载，见君只一官。家贫禄尚薄，霜降衣仍单。"

——唐·岑参《送李翥游江外》

## 二、霜降之于眼

霜降时节，早晚温差大，空气又相对干燥，眼睛长时间暴露在这种环境中，比较容易出现眼睛干涩的症状。此时，气温变化剧烈，冷空气活动频繁，而"寒主收引"眼睛受寒容易使眼压升高，出现目珠胀痛的情况。另外，天气寒冷不注重保暖，自身免疫力降低，就很有可能感染病毒，出现病毒性结膜炎或角膜炎。针对这些情况推荐几种养生保健的小方法。

1. 润燥秋梨汤  把秋梨洗净带皮切成块，锅中倒清水，加入梨块和百合、银耳等。盖上锅盖，用大火烧开后转小火煮 20min，然后加入适量冰糖再煮 10min 即可。该汤可滋阴润燥，缓解津液不足之症状。

2. 党参黄芪炖鸡汤  将新鲜鸡肉洗净后放在冷水中煮沸去血沫，将除沫后的鸡肉放入锅中，同时加入适量葱姜，以及党参、黄芪、白术、当归、大枣等。放入适量水，煮沸后转小火再炖一个小时左右即可。可抵御寒邪，扶助正气，提高机体免疫力。

3. 穴位按摩  睛明穴在面部，目内眦角稍上方凹陷处，为足太阳膀胱经之第一穴，"目受血而能视"，睛明，意指眼睛接受膀胱经的气血濡养可视万物。在休息时用双手食指的指腹轻轻按揉此穴，持续 5~10min，可以缓解眼睛的不适症状。

## 三、霜降节气注意事项

### 1. 避免"秋冻"

民间有"春捂秋冻"的说法，但霜降时节已入深秋，无夏火之余热，不可"秋冻"。适当加衣物，谨防受凉。

### 2. 少食辛辣

中医认为霜降时节属于五行中的"金"，相对应的脏腑为肺脏。中医讲辛可发散，酸可收敛。此时节顺应天时，宜收肺气。因此要少食辛味食物，像辣椒、花椒、生姜之类的不宜多吃。

### 3. 避免高强度运动

霜降时，因为阴气始凝、阳气渐弱，人的运动量也要相应减少。过量运动，容易使阳气外泄，高强度运动后大汗淋漓，更加损耗津液，降低身体的抵抗力。因此要适量运动，保证身体健康。

# 第十九节　立冬

"北风其喈，雨雪其霏。"
——《诗经》

## 一、何为立冬？

《月令七十二候集解》说："冬，终也，万物收藏也。"立冬之后，万物休止，养精蓄锐。忙碌了一年的人们，迎来了冬闲，在立冬这天以美食进补，抵御寒意。立冬反映的是自然生物受节律变化影响而出现闭藏休止的现象，标志着冬季的开始。

《素问·四气调神大论》中写道："冬三月，此谓闭藏，水冰地坼，无扰乎阳。"时至立冬，气温逐渐降低，当此时节，水寒成冰，大地龟裂，人体内阳气开始收引，万物进入休养、收藏状态。人应该早睡晚起，待到日光照耀时起床才好，不要轻易地扰动阳气。

"立冬三候，一候水始冰，二候地始冻，三候雉入大水为蜃。"
——民间谚语

水始冰：立冬之日，水温逐渐降低，水能结成冰。地始冻：立冬之后五日，土地开始冻结，地面上出现冻土现象。雉入大水为蜃：蜃是大蛤，古人认为立冬节气后禽鸟会变成蛤蜊藏在海水里面避寒，其实这是浪漫主义说法，现实是到了立冬节气后禽鸟南迁或者藏在了温暖的地方避寒去了。

中医认为，立冬时节，阴气盛极，阳气潜藏。此时是阳气闭藏的开端，要注意防寒保暖以固守体内阳气，体内阳气充合，才能阴阳调和，身体健康。

"冻笔新诗懒写，寒炉美酒时温。醉看墨花月白，恍疑雪满前村。"

——唐·李白《立冬》

## 二、立冬之于眼

冬季之风为北风，其性寒。寒乃冬季之主气。若寒冷太过，伤人致病则为寒邪。当水冰地坼之时，伤于寒者为多，故冬多寒病。中医认为"寒则气收"，寒邪凝滞收引，最易阻滞人体气机，气血运行不畅，从而导致气滞、血瘀，气血不通则怪病生。

立冬为冬季阳气闭藏之际，人体内阴盛阳衰，风寒之邪入侵人体腠理，上犯头面致病。寒邪外侵，凝滞胞睑白睛血络，气血运行障碍，则表现为血凝紫胀，隐隐作痛；寒为阴邪，温之则舒，按之痛减，故患处喜温喜按；寒兼风邪，侵及黑睛，则生星点翳障，畏光流泪；因非热邪，故泪液清稀。

"立冬温渐低，管好母幼畜。"

——民间谚语

中医理论中冬季主脏为肾，肾的主要功能是藏精。因此，立冬之后，养生应以补肾养精为主。《备急千金要方·道林养性》中提道："冬时天地气闭，血气伏藏，人不可作劳出汗，发泄阳气，有损于人也。"意思是立冬时节后气温降低，人体的基础代谢相应下降，因此，冬季早睡晚起，每天保证充足的睡眠，有利于阳气潜藏，滋养肾精。"阴胜则寒""阴胜则阳病"，感受寒邪，最易损伤人体阳气。《素问·生气通天论》写道："阳气者，若天与日，失其所，则折寿而不彰，故天运当以日光明，是故阳因而上，卫外者也。"人身的阳气，就像天上的太阳一样重要，假若阳气失去了正常的位次而不能发挥其重要作用，人就会减损寿命或夭折，生命功能亦暗弱不足。天体的正常运行依赖太阳光的普照而显现，而人的阳气也应在上在外，这样才能起到保护身体、抵御外邪的作用。

在饮食调养方面，中医认为"虚者补之，寒者温之"。立冬养生应该温补养阳，少食生冷，多食一些温补清润的食物。例如白菜、萝卜、白薯、土豆、豆腐、木耳等，这些食品中富含的维生素能有效补充人体的需要。冬季饮食不宜燥热，正如《遵生八笺·四时调摄笺》里所说："冬月肾水味咸，恐水克火，心受病耳，故宜养心。"应少食咸，多饮温水润燥，可适当加以沙参、玉竹、百合、银耳、枸杞、罗汉果等养阴的食物煲汤或炖煮。此外立冬时节，是人体阳气闭藏养生的重要时期，肠胃功能处于相对虚弱的状态，饮食上应该以清淡为主，多食性温食物，少吃性寒食物，以顾护胃气。

运动方面，应以静态运动为主，可以在向阳的地方，在晨光下适当锻炼，切记不可过量运动，以感到舒适愉悦为宜。

"冬进补，春打虎。"
——民间谚语

"冬不藏精，春必病温"，立冬时节，大自然及人体的阳气都开始逐渐地蛰伏与藏匿起来。此季节正是人体养藏的最好时刻。《素问·四季调神大论》说"无扰乎阳，早卧晚起，必待日光"，人们应当注意保护阳气，不要扰动阳气，早睡晚起，晚上最好在十点之前就上床睡觉，早晨待天亮了再起床，以保护体内阳气。

"灸好阳池一身暖"，艾灸阳池穴是立冬很好的补益方法。阳池穴在腕后区，是三焦经的原穴，经常刺激阳池穴，能够振奋元气。容易手脚冰冷、关节冷痛的朋友可以选此穴艾灸，双侧各灸 3min，效果良好。

立冬万物收藏，人也应该动心忍性，情志平和，放慢脚步，享受冬日美好。生活中要保持平和、乐观的心态，这样可以消除冬季低落情绪，振奋精神，使得神气内收，利于养藏。

# 第二十节  小雪

## 一、何谓小雪？

小雪为农历十月中，是冬天的第二个节气。此时雪还未盛，雨遇寒，将霰为雪。雨凝先为霰，霰为微粒，霰成霏，飞扬弥漫为小雪。我国古代将小雪分为三候："一候虹藏不见，二候天气上升地气下降，三候闭塞而成冬。"古人认为天虹出现是天地间阴阳之气交泰之故，而此时阴气旺盛，阳气隐伏，天地不交，所以虹藏不见；天空中的阳气上升，地中的阴气下降，阴阳不交，万物失去生机；由于天气的寒冷，万物的气息飘移和游离几乎停止，故三候"闭塞而成冬"。

## 二、小雪之于眼

小雪之后寒气愈盛，寒为阴邪，易伤阳气，如果不注意养生调护，就会使身体出现不适，甚至是产生疾病。寒冷的环境会使交感神经兴奋，短时间内人的眼压会急剧升高。冬季风大干燥，泪液蒸发较多，加上户外活动减少，上班对着屏幕时间过长，很容易出现眼睛发干、发涩等症状。冬季眼疾常见的有青光眼、干眼症等。

《黄帝内经》写道："冬三月，此谓闭藏。水冰地坼，无扰乎阳。早卧晚起，必待日光……去寒就温，无泄皮肤，使气亟夺，此冬气之应，养藏之道也。"

进入小雪节气，天气愈冷，天地阳气处于闭藏状态，此时避免自然界的寒邪侵袭非常重要，让其不要扰动机体的阳气。为了避免寒冷伤阳，当避寒保暖养生，当尤重"藏"——藏好肾中的精气。冬季不适宜进食过多咸味食物。《遵生八笺·四时调摄笺》讲："冬月肾水味咸，恐水克火，心受病耳，故宜养心。"中医学认为冬季应少食咸，多吃点苦味的食物。五行中肾属水心属火，冬季为肾经旺盛之时，而肾主咸，心主苦，过食咸味会造成水克火（肾克心），不利于养心，有心血管疾病的患者更要注意此问题。小雪过后，外露的阳气得以收敛，此时人体五脏内的气血也是一年中最强的时候，适宜吃一些温阳补肾的食物。

督脉是"阳脉之海"，汇聚了全身经脉的阳气，并把这些阳气输送、布散到全身体表的肌肤腠理之处，发挥温煦机体、抵御外邪的功能。督脉可以沟通全身经络，因此，小雪节气通过艾灸督脉激发协调诸经，发挥经络内连脏腑、外络肢节、沟通内外、运行气血、平衡阴阳、抗御病邪、调整虚实的功效，从而达到预防保健的目的。此外，艾灸肾俞、涌泉、关元等穴位可养肾气，固护肾阳，振奋心阳，并且增强"抗寒"能力。

## 三、小雪注意事项

### （一）勿紧闭门窗

若室内空气长时间不流通，很容易导致疾病的出现，比如呼吸道相关的疾病。宜适时地进行开窗透风。

### （二）切勿早起锻炼

《黄帝内经》中指出，冬季养生宜早卧晚起，以待日光。早睡以养阳气，晚起以固阴津，但晚起并非赖床不起，而以太阳升起的时间为度。因此，小雪前后的起居调养切记"养藏"阳气。适当早睡晚起，保证充足睡眠，有利于阳气潜藏，阴精蓄积。对于老年人或者患有心脑血管疾病的人来说，早上不建议过早锻炼，建议在日出后或者午后进行锻炼。

### （三）切勿盲目进补

中医认为，冬季是进补强身的好时机，可以增强免疫力，改善体质。但是，进补需因人而异，少年重养，中年重调，老年重保，耄耋重延。故"冬令进补"应根据实际情况有针对性地选择清补、温补、小补、大补，万不可盲目"进补"。

虹藏水落，地塞而眠。冬与终相通，这是一岁之黄昏与归藏之时。岁聿其暮，万物于此归藏，而万物也会朝向更辽阔的远方生长前行。

## 第二十一节　大雪

"朔风吹桂水，朔雪夜纷纷。"
——唐·杜甫《舟中夜雪，有怀卢十四侍御弟》

## 一、何为大雪？

古人云："大雪，十一月节。大者，盛也。至此而雪盛矣。"大雪节气，天气清寒，却处处充满着诗情画意。本时节，我国大部分地区的最低温度降到了0℃或以下。大地覆盖着厚厚积雪，犹如给土地穿上了越冬的御寒衣，为农作物创造了良好的越冬环境。而当积雪融化时可增加土壤的水分含量，又可为作物来春生长提供保障。

"大雪三候，一候鹖鸥不鸣；二候虎始交；三候荔挺出。"

——民间谚语

大雪分三候，鹖鸥为鸟类，在此时节，天气寒冷，飞禽无踪，走兽无影，连寒号鸟也停止了呼叫；古人认为，此时为阴气最盛时期，盛极而衰，阳气已经有所萌动，于是老虎开始求偶；仲冬雪季，万物沉寂，一种叫荔挺的兰草，也感受到阳气的萌动而抽出新芽。故大雪时节，虽阴气大盛，但阳气于地下深处萌发，积蓄使万物生长的能量。

## 二、大雪之于眼

大雪节气，要注意保持情绪的稳定、平和，起居和运动要有规律。冬季日短夜长，要注意早卧迟起，不要熬夜，不要过早起床晨练，"必待日光"。

情绪不稳定，抑郁或易怒和起居无规律易引发青光眼，表现为眼痛、眼胀、视力减退，并伴有头痛、恶心等症状。故平时要保持情绪稳定，避免精神紧张和过度兴奋；注意起居要有规律，不在黑暗处久留，防止瞳孔扩大引起眼压增高；晴朗天气适度参加户外活动，增加眼底血管氧气的供应，减少血液中二氧化碳的聚积，避免眼压升高；气候寒冷的恶劣天气，要尽量减少外出以控制对眼部的影响。

积雪不化，在大雪中待久易患"雪盲"，即"雪光性眼炎"。该病多因太阳光中紫外线由雪地反射到人眼角膜上，引起角膜损伤，因此雪地不宜久留，如在雪地工作或旅游观光应戴上具有防紫外线功能的墨镜。

"冬天进补，开春打虎。"

——民间谚语

大雪节气寒气下沉极重，阳热敛降颇深，阳气潜藏，阴气颇盛，天人相应，人体也是如此。此时养生重在温肾护阳，注重心神和身形的闭藏调护。当顺天地之势，早睡晚起，减少户外活动，避免大汗淋漓，养护阳气，同时可吃滋阴的食物，润泽身体内的阳气。鸭肉属于"凉性"的肉类，经常吃一些鸭肉有助于润燥，是冬季调节饮食的好帮手。

## （一）食疗方——滋补水鸭汤

食材：水鸭半只、姜20g、当归8g、黄芪4g、白芷4g、党参5g、百合10g；黄酒、盐、味精适量。

① 鸭肉切大块后用水浸泡10min，冲洗干净，冷水入锅放入姜片、少量料酒煮开2min，捞出鸭肉备用。

② 准备生姜切片，百合用水冲洗一下备用。

③ 锅中放少量油，将焯过水的鸭肉倒入锅中翻炒出油脂，鸭肉捞出备用，多余的油不要。

④ 所有食材放入砂锅中，倒入淹没食材的开水，大火煮开后，小火慢炖。

⑤ 炖大约1h后，加入少许盐和味精调味，再次煮开1min后即可。

冬令进补能提高人体的免疫功能，促进新陈代谢，使畏寒的现象得到改善。冬令进补还能调节体内的物质代谢，使营养物质转化的能量最大限度地贮存于体内，有助于体内阳气的升发，俗话说"三九补一冬，来年无病痛"。此时宜温补助阳、补肾壮骨、养阴益精。冬季食补应供给富含蛋白质、维生素和易于消化的食物。

## （二）晨练不宜过早

大雪时节，万物潜藏，养生也要顺应自然规律，在"藏"字上下功夫。起居调养宜早眠，并要收敛神气，特别在南方要保持肺气清肃。早晚温差悬殊，老年人要谨慎起居，适当运动，增强对气候变化的适应能力。

冬季宜早睡晚起，待日出后再起床，能躲避严寒，涵养人体阴气。冬属阴，以固护阴精为本，宜少泄津液，故预防寒冷侵袭是必要的。

## （三）其他注意事项

大雪节气的特点是干燥，空气湿度很低。此外，衣服要随着温度的降低而增加，宜保暖贴身，不使皮肤开泄汗出，保护阳气免受侵夺。夜晚的温度会更低，夜卧时要多加衣被，使四肢暖和，气血流畅，这样则可以避免许多疾病的发生，如感冒、支气管炎、支气管哮喘、脑血栓形成等。

大雪时节，人体阳气潜伏于内，容易出现足少阴肾经的病症，可进行相关导引锻炼。具体做法：先仰面躺在床上，上身适当用力起身，双手放于身体两侧，掌心向上如托重物，双膝向上抬，使身体尽量蜷缩，双脚做蹬踏动作，各做5～7次；然后将上下牙齿叩动36次，调息吐纳，吞咽津液9次。

# 第二十二节  冬至

"天时人事日相催，冬至阳生春又来。"
——唐·杜甫《小至》

## 一、何为冬至？

　　自然界的节气和人世间事逐日相催，冬至一到，阳气初动，春天也就快来了。《汉书》说："冬至阳气起，君道长，故贺。"过了冬至，白昼一天比一天长，太阳回升，阴阳之气开始转换。冬至后，阳气缓缓回升，是阴阳二气自然转化的时候，也是夏病冬治、冬病冬治的最好时机，所以冬至养生是调阳和阴的好时节。

## 二、冬至之于眼

　　秋冬季节气候干冷，室内又常常开着高温的暖气，导致空气越来越干燥。冬至是阴阳交会的季节，阳气上升，此时加上外部燥邪侵袭，人体津液亏耗，双目得不到濡养，因此会好发一种眼病——白涩症（干眼症）。

　　干眼症会使眼睛感到干涩无比，甚至烧灼刺痛、发涩发痒。因此，冬至护眼，要注意科学用眼，多休息双眼；调节环境湿度，不要让房屋里太过干燥；同时可以多食用一些养阴的食物，如饮用一些菊花茶，既能养阴生津，又能濡润双眼，一举两得。

### （一）食疗养眼

　　冬至阳气初升，最宜进补，除食用牛羊肉等温热食物外，还可服用补益阳气、滋养阴津的中药制成的茶饮，以调养阴阳，养眼培元。

冬至推荐以下几种药材。

1. 菊花　菊花代茶饮时可根据情况，如大便很干、口干舌燥、心烦气急可多泡几朵，一般泡茶饮少泡几朵。菊花加金银花同煎代茶饮用，有平肝明目、清热解毒之效。

2. 枸杞子　枸杞子是药食两用食物，是滋补肝肾、益精明目的养生佳品。《神农本草经疏》称枸杞子"久服坚筋骨，轻身不老，耐寒暑"。

3. 桑葚　桑葚能补五脏，利关节，通血气，安神定志，明目乌发。冬至食用桑葚，或泡为药茶，可明目养阴。

4. 何首乌　为常用的滋补强壮药。味苦、甘、涩，性微温，若生用，功在润肠通便；若制用，功在补肝肾、益精血。它不仅为滋补强壮佳品，亦为乌发、悦颜、润泽肌肤之要药。年迈体弱者常服则大有裨益。

这几种中药或单味或几味一起泡茶，适量饮用，可以给来年储备足够的元气材料，补肾养阳；长期服用，冬天过后必将精神焕发——只有人体内的阳气充足，才能防病延年。

## （二）穴位调护

冬至时节人体阳气较弱，容易着凉。这个时候一定要注意固护阳气。中医认为督脉和足太阳膀胱经的阳气最为充盛，多揉搓这两条经脉，能激发身体阳气，达到强身健体的作用。

按摩腰眼、肾俞这两个穴位也可以达到补充阳气、强身健体的作用。

腰眼：是经外奇穴，位于人体腰部第四腰椎棘突左右3~4寸的凹陷处。用手掌搓腰眼，不仅可以疏通经脉、强壮腰骨，还能起到固精益肾

第五章　24节气护眼　173

和延年益寿的作用。

肾俞：是足太阳膀胱经的最常用腧穴之一，意指肾脏的寒湿水气由此外输膀胱经，可以调补肾气、通利腰脊。它位于第 2 腰椎棘突下，旁开 1.5 寸，在腰背筋膜、最长肌和髂肋肌之间。不论点按、艾灸、针刺，都可以很好地补益肾气、强壮腰脊。

## (三) 冬至需藏

冬至后由于阳气初动，容易造成人体水火失衡、心肾不交，患心脏病的风险大大增加。凡是有冠心病、高血压、动脉硬化的患者，在冬至尤其要注意监测病情，防患于未然，如有异样，应立即去医院就诊。在日常起居方面，尤其要注意防寒保暖，老人在家穿衣服，既要暖和，又要宽松柔软，不要包得太严，以免妨碍血脉流通。冬至是人体阳气最弱的时节，要学会"避藏"，藏好，养好身体的阳气，来年春天才能活力四射，身体健康。

# 第二十三节　小寒

"斗指戊，为小寒，时天气渐寒，尚未大冷，故为小寒。"
——史书记载

## 一、何为小寒？

《月令七十二候集解》写道："十二月节，月初寒尚小，故云。月半则大矣。"小寒的特点是天渐寒，尚未大冷。然而常年气候数据统计显示，一年中北方大部分地区最冷时节都出现在小寒这个时间段，隆冬"三九"基本上处于本节气内，因此也有"小寒胜大寒"之说。小寒前后气压、温度、湿度等气象要素剧烈变化，人们往往难以适应而感染各种疾病。在小寒节气里，患心脏病和高血压的人往往会病情加重。中医认为，血液得寒就容易停滞，所谓"血遇寒则凝"，从而导致血瘀，瘀则怪病生。

## 二、小寒之于眼

寒邪犯目，阳气受损，目失温养，目冷痛则喜温喜按；寒性凝滞，经脉气血不通则痛，引起眼痛与头痛相引；寒性收引，伤及头面，致经脉拘急，目珠偏斜；寒凝常致气滞与血瘀并见，可致胞睑青紫、赤脉粗大、视衣脉络阻塞、神水流出瘀阻等。

从现代医学看，冬季气温低，寒冷的刺激会使交感神经兴奋，短时间内人的眼压会急剧升高，极易诱发青光眼。患者会出现头痛、眼睛胀痛、视力下降，同时伴有恶心、呕吐等症状。寒冬时节，"脑中风"老百姓听得很多，眼睛也同样可以"中风"，"眼中风"其实是我们说的视网膜血管阻塞。由于寒冷刺激，大血管收缩斑块脱落，视网膜血管痉挛，供血不足，缺血或出血，视网膜动、静脉阻塞，高血压视网膜病变和糖尿病视网膜病变极易发生。若突然出现视物模糊或眼睛短暂性失明，应尽快就医，以免视力出现不可逆的损伤。

从中医来看，寒凝气滞所致的血瘀、气血不通，可表现为气虚血瘀证、气滞血瘀证、肝肾亏虚证等，治法应益气活血、利水明目、祛瘀通络等。活血利水法的治疗思路在此类眼病中疗效显著。

"小寒三候，一候雁北乡，二候鹊始巢，三候雉始雊。"

——民间谚语

小寒和白露是二十四节气中以飞禽动向作为时节观察的节气。雁北乡：小寒之日"雁北乡"，这个"乡"是趋向，北飞雁已经感知到阳气，是为先导。鹊始巢：小寒后五日"鹊始巢"，喜鹊噪枝，已经开始筑巢，准备繁殖后代了。雉雊：再五日"雉始雊"。雉是野鸡，阳鸟，雊为求偶鸣声，这时，早醒的雉鸠就开始求偶了，早春已经临近。

中医认为，此时阴邪最盛，所谓"阴极之至，阳气始生"，小寒又是阳气生长的阶段，柔弱而稚嫩，要注意固守阳气，防止寒邪入体，才能为来年健康贮备能量。

"三九补一冬，来年无病痛。"
——民间谚语

小寒饮食应以温补为主，尤其要重视"补肾防寒"。小寒节气补肾可提高人体生命原动力，帮助机体适应严冬气候的变化。中医认为，肾为"先天之本"，肾藏精，主生长、发育和生殖。小寒更要注重温肾阳。

羊肉是小寒节气温补的首选食物之一。羊肉入脾、胃、肾经，其性味甘热，可温中健脾、补肾壮阳、益气养血。这里推荐当归羊肉汤。食材：当归10g，生姜12g，羊肉300g，胡椒粉2g，花椒粉2g，食盐适量。制法与用法：砂锅内加适量清水，下羊肉，放当归、生姜，武火烧沸，去浮沫，文火炖，至羊肉熟烂，加胡椒粉、花椒粉、食盐调味即成，每周2~3次，饮汤食肉。功效：温阳散寒，养血补虚，通经止痛。

小寒节气可使用督灸养生。首先我们需要认识督脉，督脉为"阳脉之海"，总督一身之阳经。督脉与足太阳膀胱经交会于目内眦。督灸是中医的一种传统外治法，在督脉上进行灸疗，让阳气在体内慢慢积聚，起到大补阳气的作用，使之到达体表可御邪防病，到达全身各处起到温通经脉、温煦脏腑的作用。

> "冬练三九。"
>
> ——民间谚语

小寒需"早睡晚起",冬季子时 23:00 至 1:00 是一天中阴气最重的时候,此时休息好,最能养阴,睡眠效果最好。不要太早就去户外锻炼,锻炼身体的时间适合选择在太阳出来以后,傍晚日落之前。因为小寒正处"三九"时节,在室外体表血管遇冷容易收缩,血流速度减慢,韧带的弹性和关节的柔韧性降低,大运动量,极容易造成运动损伤,从中医角度而言,大汗淋漓易致阳气外泄,不利于寒冬阳气的固守。因此,可选择慢跑、散步、搓脸、拍打全身肌肉等运动方式。

小寒虽寒,但大自然已感受到阳气的一丝萌生,我们可以懒一点,慢一点,温一点,万物复苏的春天就不远了。

## 第二十四节　大寒

> "造物无言却有情,每于寒尽觉春生。"
>
> ——清·张维屏《新雷》

### 一、何谓大寒?

大寒,寒之至,二十四节气最末,凛冬将尽,年关将至。大寒,天气寒冷到极致的节气,宋代邵雍笔下的大寒是"旧雪未及消,新雪又拥户。阶前冻银床,檐头冰钟乳。清日无光辉,烈风正号怒。人口各有舌,言语不能吐。"往日的积雪还未及融化,新雪又洋洋洒洒而下,封闭了门户;石阶上的雪堆积冰冻,如同白银铸造的床,高檐上垂挂着钟乳石样的冰柱。清冷冬阳失去了温暖的辉光，朔风肆虐，人们口中的舌头也仿佛被冻住了不能言语。

"大寒三候，一候鸡乳，二候征鸟厉疾，三候水泽腹坚。"
——民间谚语

意为大寒可以孵小鸡了；而鹰隼之类的征鸟，却正处于捕食能力极强的状态中。俗话常说"过了大寒，又是一年"。作为二十四节气中的最后一个节气，正如其名，大寒的冷恐怕可以用无风自寒来形容。此时节，若不重视祛寒保暖便极易感染风寒，为我们的日常生活和工作带来沉重的负累和压力。因而，关于大寒时节的养生之法便是围绕"祛寒保暖"展开的。

"山居逢岁腊，衣薄觉严寒。"
——明·张嗣纲《山居大寒雪》

大寒时节是一年中最冷的时期，也是一年"运""气"循环变化的开始，此时阴气逐渐衰落，阳气刚要萌生，因此做好大寒时节的养生保健尤为重要。所谓"暖身先暖心，心暖则身温"。心神旺盛，气机通畅，血脉顺和，全身四肢百骸才能温暖，方可抵御严冬酷寒的侵袭，因此御寒保暖非常重要。而在起居方面要顺应冬季闭藏的特性，做到早睡晚起，早睡是为了养人体的阳气，晚起是为养阴气。

"大寒吃年糕。"
——民间俗语

大寒最具有传统特色和仪式感的养生吃食就非年糕莫属了。大寒食年糕，吃得全身暖和，便消除了身上的寒冷。在这新旧太岁交替之际，年糕又寓意着年高，还可为新的一年增添福寿，讨得一个好彩头。《齐民要术》中记载了古人制作消寒糕的方法："用秫稻米末，绢罗，水、蜜溲之，如强汤饼面。手搦之，令长赤馀，广二寸馀。四破，以枣、栗肉上下著之遍，与油涂竹箬裹之，烂蒸。"消寒糕的主要食材是糯米，因其性温，能温暖脾胃，补中益气，契合此时节"祛寒保暖"的养生之法。它以生姜红糖水和面，揉成软硬适度的面团。加入补虚补血的红枣与栗肉后便可上锅蒸熟，出炉后的年糕细腻光亮，入口软润不粘牙。

如今，我们也可依照此方自己动手制作消寒糕，除了红枣和栗肉，也可选用核桃与桂圆。中医里认为核桃性温，可以补肾、乌发。桂圆则可温补身体，养血安神，很符合大寒时节的养生要义。中国古人以米制成糕点，既是消寒，又是庆贺五谷丰登，并加入了甜香的红糖与红枣，象征着一年之始，要以甜开头，并祈求来年万事俱高。

除此之外，大寒时节的另一习俗便是吃腊八粥。宋人吴自牧的《梦粱录》记载："此月八日，寺院谓之腊八，大刹等寺俱设五味粥，名曰'腊八粥'，亦设红糟，以麸乳诸果笋芋为之。"寺庙熬好腊八粥后，除了供僧人食用，还会"馈送檀施、贵宅等家"。陆游曾在诗中描述腊八节与农人同吃腊八粥的感受："今朝佛粥更相馈，更觉江村节物新。"腊八粥是将黑糯米50g、红豆35g、薏苡仁15g、冰糖70g、红枣15个、银耳10g、水1300g、水淀粉76g，一同熬制成粥，具有健脾暖胃之功效。

"天寒色青苍，北风叫枯桑。"
——唐·孟郊《苦寒吟》

## 二、大寒之于眼

受寒冷干燥的气候影响，裸露在体表的眼睛亦容易罹患多种眼疾。

《审视瑶函·目为至宝论》曰:"大抵目窍于肝,生于肾,用于心,润于肺,藏于脾。"《灵枢·大惑论》中又有:"骨之精为瞳子。"若在大寒节气中阳气失藏则易伤骨,在眼部则易引发各种瞳神疾病,如:很多老年人容易感到眼部不适、眼干、眼痛、眼胀、视力衰退,并伴有头晕、恶心等症状。同时,冬季也是干眼症、青光眼、雪盲、结膜下出血、糖尿病视网膜病变、视网膜中央动脉阻塞等眼病的高发季节,护眼不及时可影响视力甚至致盲。

大寒护眼主要可以从以下三方面进行。

## (一) 多眨眼多休息

冬季较干燥,泪液蒸发较多,而眨眼有利于泪水的分泌和分布,经常眨眼可以保障眼球的湿润,保护眼球。与此同时,还需注意不要长时间对着电脑、电视等。

## (二) 警惕青光眼

大寒时节气温低,寒冷的刺激会使交感神经兴奋,短时间内人的眼压会急剧升高,极易诱发青光眼。此时节一旦出现恶心呕吐、头昏不适、双眼胀痛等症状时,一定要重视并及时就医。

## (三) 均衡膳食

天气寒冷时眼部血管遇冷容易收缩,血流变慢,易形成血栓。造成视网膜中央动脉阻塞,此病十分凶险,若未能及时治疗则将难以恢复。因此,对患有动脉硬化、高血压、糖尿病及吸烟的中老年人,在饮食上应保持膳食平衡、合理饮食,避免吃高油、高糖、高盐的食物。

"大寒已过腊来时，万物那逃出入机。"

——宋·曾丰《冬行买酒炭自随》

大寒临近，街头巷尾荡漾的年味，也日渐浓了起来。老话儿说"大寒迎年"，民间在此时会有许多迎新年的活动：扫尘、糊窗、腊味、赶婚、趁墟、洗浴、贴年红……

大寒作为一年中的最后一个节气，古人认为其意味着极致的寒冷，但诗人又说"造物无言却有情，每于寒尽觉春生"。寒冷的尽头潜伏着生机，坚冰之下，春水正生，既已经历了整个寒冬，从现在起，一同翘首斯盼一个温暖的春吧。